董医生及家人：

恭贺新禧

新春万福

感谢你一年来的关照。

彭丽媛
二〇〇五年元月

彭丽媛亲笔写给董峰医师的新春贺卡

针不虚传

赠
董峰医生留念

二零一八年三夏
程莘农敬赠于晴耕雨读楼
时年九十

中国工程院院士、国医大师程莘农为董峰医师的题词：针不虚传。

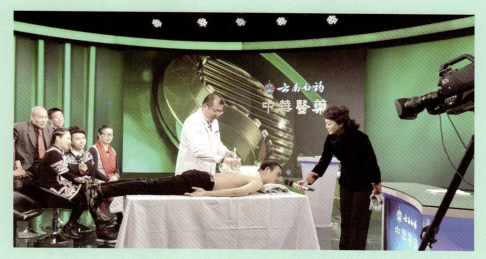
董峰医师在《中华医药》节目录制现场。

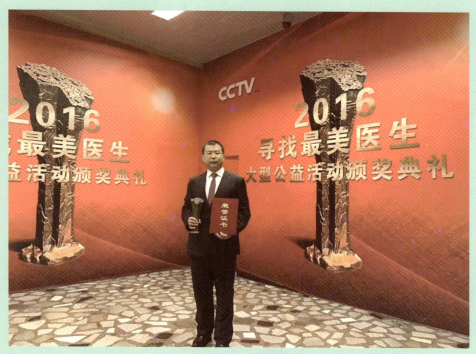
董峰医师获中央电视台2016年度"最美医生"称号。

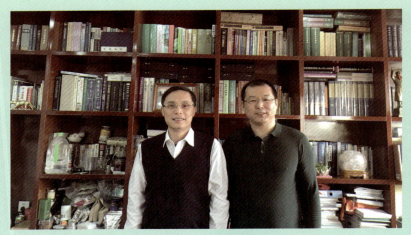

❋ 中国工程院院士、中国中医科学院常务副院长黄璐琦和董峰医师合影。

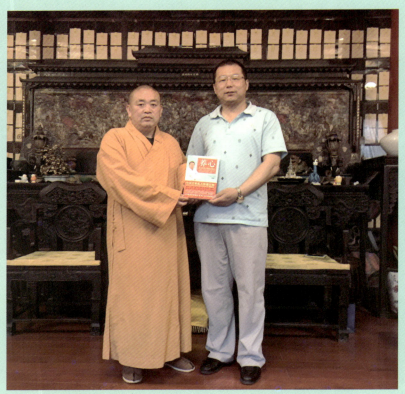

❋ 少林寺方丈释永信和董峰医师的合影。

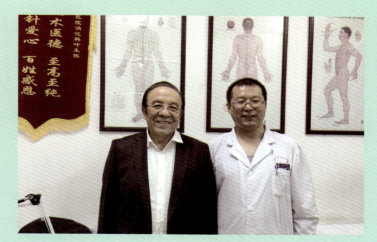

杨洪基和董峰医师的合影。

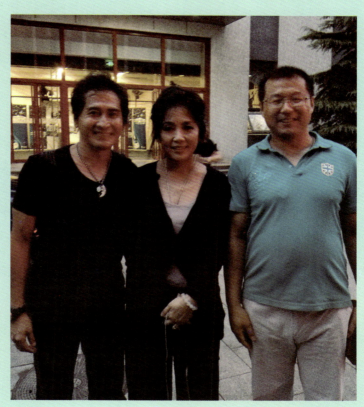

齐秦、齐豫和董峰医师的合影。

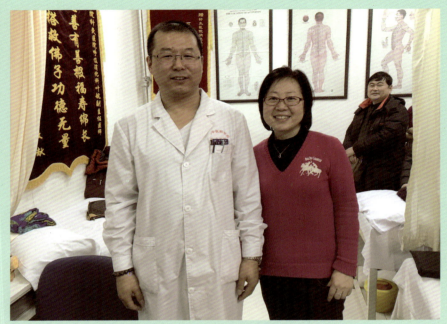

中央电视台科教频道副总监梁红和董峰医师合影。

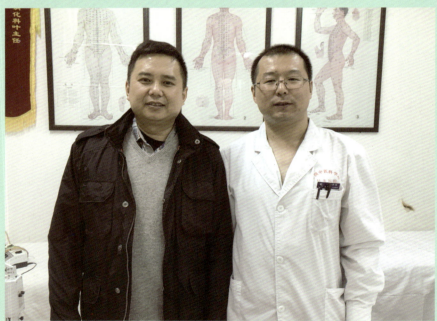

中央电视台《中华医药》制片人董鑫和董峰医师合影。

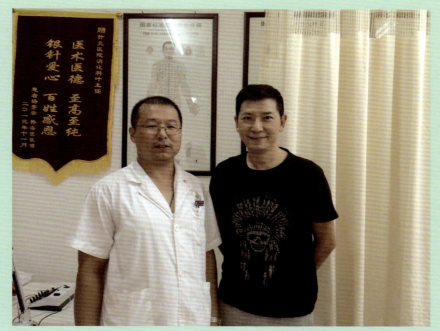
❀ 董峰医师和戴军的合影。

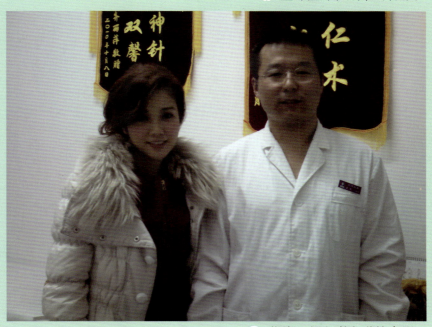
❀ 董峰医师和谢安琪的合影。

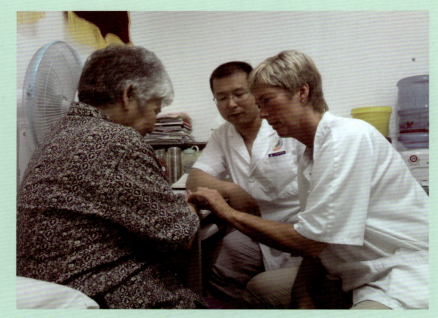

❀ 董峰医师和外国友人一同为患者看诊。

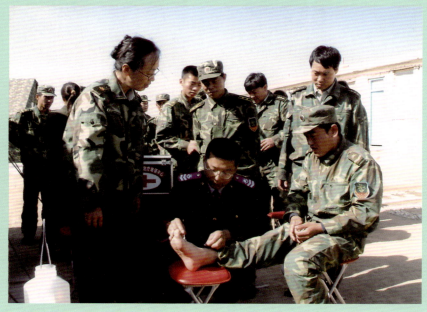

❀ 董峰医师为战士们看诊。

# 小食小材
# 胜小药

## 大医生的调心膳

董峰 / 著

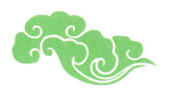

湖南科学技术出版社　博集天卷

**图书在版编目（CIP）数据**

小食小材胜小药：大医生的调心膳 /董峰著. —长沙：湖南科学技术出版社，2017.6
ISBN 978-7-5357-9259-4

Ⅰ.①小… Ⅱ.①董… Ⅲ.①食物养生②食物疗法 Ⅳ.①R247.1

中国版本图书馆CIP数据核字（2017）第084483号

© 中南博集天卷文化传媒有限公司。本书版权受法律保护。未经权利人许可，任何人不得以任何方式使用本书包括正文、插图、封面、版式等任何部分内容，违者将受到法律制裁。

**上架建议：畅销书·保健知识**

XIAOSHI XIAOCAI SHENG XIAOYAO: DA YISHENG DE TIAOXINSHAN
**小食小材胜小药：大医生的调心膳**

著　　者：董　峰
出 版 人：张旭东
责任编辑：林澧波
监　　制：蔡明菲　邢越超
策划编辑：李彩萍
特约编辑：蔡文婷
项目策划：汉时传媒　www.hs-read.com
营销编辑：李　群　张锦涵　姚长杰
封面设计：刘红刚
版式设计：李　洁
出版发行：湖南科学技术出版社
　　　　　（湖南省长沙市湘雅路276号　邮编：410008）
网　　址：www.hnstp.com
印　　刷：北京天宇万达印刷有限公司
经　　销：新华书店
开　　本：889mm×1194mm　1/16
字　　数：220千字
印　　张：15.5
版　　次：2017年6月第1版
印　　次：2017年6月第1次印刷
书　　号：ISBN 978-7-5357-9259-4
定　　价：39.90元

质量监督电话：010-59096394
团购电话：010-59320018

# 目录 Contents

序言　病从口入，也会从口出 / 001

## 第一章 Chapter 1

### 病从口入，吃错了当然会生病 / 001

1. 中国人爱吃，但总是胡吃 / 002
2. 很多病，都是错误饮食结的果 / 004
3. 吃出来的病能吃回去吗？当然可以 / 006
4. 吃对固然重要，心情好病才少 / 008
5. 生病了，要忌口，但不要盲目忌口 / 010
6. 长期积累的病，用小食小材慢慢调 / 011

## 第二章 Chapter 2

### "一年五季"，我们中医怎么吃 / 015

1. 中医说的吃，首先要接地气 / 016
2. 春宜升补，重在养肝调气血 / 017
3. 夏宜清补，重在养心清内热 / 019
4. 长夏淡补，重在健脾祛湿益气 / 021
5. 秋宜平补，重在养肺调脏腑 / 023
6. 冬宜温补，重在养肾补气血 / 024
7. 酸甜苦辣咸，五味吃对，效果最佳 / 026
8. 青红黄白黑，五脏都是"好色之徒" / 028
9. 寒、凉、平、温、热，食物的五性要记牢 / 030
10. 你要记住，很多药只能治标，治本还是靠食疗 / 032
11. 食疗不是要你顿顿都吃同样的食材 / 034

## 第三章 Chapter 3

### 15种常见慢性病，小食小材有大效 / 037

1. 糖尿病：苦瓜、黑木耳降血糖 / 038
2. 高血压：芹菜、海带来帮忙 / 040
3. 高血脂：燕麦、山楂降脂小能手 / 042
4. 痛风：黄瓜、冬瓜助你排出尿酸 / 044
5. 慢性便秘：香蕉、苦荞来清肠 / 046
6. 慢性腹泻：乌梅、荔枝止泻强 / 049
7. 胃胀气：萝卜、金橘消胀好处多 / 051
8. 慢性胃炎：山药、小米最相宜 / 053
9. 消化性溃疡：蜂蜜、甘蓝抗菌养胃 / 056
10. 脂肪肝：用苹果、荷叶减肥消脂 / 058
11. 胆结石：金钱草、蒲公英利胆排石 / 061
12. 慢性肾炎：自古鲫鱼、鲤鱼能治水 / 063
13. 久坐腰痛：黑豆、田七养肾各显神通 / 065
14. 失眠多梦：酸枣仁让您睡眠香 / 068
15. 缺铁性贫血：红枣、猪肝能补血 / 070

## 第四章 Chapter 4

### 10种妇科常见病，小食小材就是宝 / 073

1. 月经不调：羊肉、当归都有效 / 074
2. 痛经：红糖、红花帮你缓解 / 076
3. 阴道炎：扁豆、大蒜帮你告别难言之隐 / 078
4. 膀胱炎：西瓜、葡萄生津利尿 / 081
5. 宫寒：小茴香、桂圆肉来温暖 / 083

# 目录 Contents

6. 乳腺增生：紫菜、玫瑰花最体贴 / 086
7. 流产之后：益母草、阿胶最疼女人 / 088
8. 乳汁不下：这样喝汤才管用 / 091
9. 子宫肌瘤：茯苓、桃仁效用大 / 093
10. 更年期：莲子、银耳给你好身心 / 096

## 第五章 Chapter 5

### 10种呼吸道疾病，小食小材胜过药 / 099

1. 风寒感冒：紫苏、生姜辛温解表 / 100
2. 风热感冒：薄荷、金银花清热效果好 / 102
3. 寒咳：葱白、大蒜为你通宣理肺 / 105
4. 热咳：雪梨、藕汁清肺火止咳嗽 / 107
5. 燥咳：枇杷、柚子皮养阴生津 / 110
6. 咽炎：无花果、麦冬滋阴润燥利咽 / 112
7. 支气管哮喘：杏仁、百合润肺平喘 / 114
8. 支气管炎：山药、芦根清热泻火润肺 / 117
9. 慢阻肺：桑叶、白果疏风化痰补肺气 / 119
10. 鼻炎：辛夷、黄芪善通鼻窍益气固表 / 122

## 第六章 Chapter 6

### 14种小儿常见病，小食小材小病消 / 125

1. 积食：炒麦芽、炒山楂减轻肠胃负担 / 126
2. 痢疾：马齿苋、扁豆花止泻暖胃 / 128
3. 百日咳：罗汉果、刀豆是偏方 / 131

4.湿疹：薏米、丝瓜可健脾祛湿 / 133
5.流行性腮腺炎：黄花菜、牛蒡疗效好 / 135
6.小儿便秘：红薯、胡萝卜能通便 / 137
7.小儿厌食症：酸奶、西红柿增进食欲 / 140
8.小儿遗尿：荔枝、鸡内金补养脏腑 / 142
9.小儿夜啼：龙眼、淡竹叶安神助眠 / 145
10.小儿夏季热：瓜类、三鲜饮清热解暑 / 147
11.麻疹：香菜、荸荠可以透疹除热 / 150
12.水痘：甘蔗、冬瓜皮能清热消肿 / 152
13.猩红热：橄榄、五汁饮清热生津 / 155
14.手足口病：栀子、白茅根清热解毒除湿 / 157

## 第七章 Chapter 7

### 9种身体虚证，小食小材调理好 / 161

1.气虚：人参、牛肉补气强身 / 162
2.血虚：乌鸡、猪肉让你面色好 / 164
3.阴虚：鸭肉、鸡蛋滋阴润燥生津 / 167
4.阳虚：韭菜、枸杞子温中潜阳补虚 / 170
5.肺气虚：燕窝、花生补肺气润肺阴 / 172
6.脾阳虚：糯米、猪肚温中散寒养胃气 / 175
7.肾阳虚：泥鳅、海参让你不再腰酸腿软 / 178
8.心气虚：黄鳝、樱桃补心气安心神 / 181
9.肝血虚：鸭肝、墨鱼滋阴益血养肝 / 183

# 目录 Contents

## 第八章 提高身体免疫力，小食小材抗衰老 /187

1. 排毒养颜防肿瘤，经常喝它就对了 /188
2. 想要感冒少，饭桌上这类食物少不了 /190
3. 最简单的食物，却能补气补血健脑益智 /193
4. 养胃降糖的双重功效，千万别错过它 /195
5. 抗菌消炎保护心血管，它是最好的药 /197
6. 抗氧化、防衰老，女人吃它能补血 /200
7. 最有效的抗癌药，菜市场都能买得到 /202
8. 既补肾阴又体贴血管，不妨每天嚼几个 /204
9. 杀虫抗痨，这种瓜的功效与众不同 /206
10. 减脂抗癌的小水果，经常吃点很养人 /209

## 第九章 日常身体做保养，小食小材离不了 /213

1. 养护肠道防便秘，这种食材效果好 /214
2. 保护脑部还补肾，男人应该多吃点 /216
3. 头发不白耳不聋，吃它最养肝和肾 /218
4. 滋润皮肤和毛发，此物养肺又补血 /220
5. 心脑血管不衰老，秘诀就在海里找 /222
6. 呵护男性性功能，吃它补锌很重要 /224
7. 强健筋骨巧补钙，老人小孩都需要 /227
8. 滋养女性内分泌，最懂女人就是它 /229
9. 眼睛疲劳别着急，吃对水果最养眼 /231
10. 养护咽喉呼吸道，适当吃它有奇效 /233

后记　发挥药食同源的力量 /236

小食小材胜小药

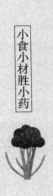

序言 Preface

# 病从口入，也会从口出

有一天跟朋友们聚会，刚进屋就听到一位朋友正在侃侃而谈："能吃能喝不算强，会吃会喝才健康，胡吃胡喝要遭殃……"看到我进屋，他说这是他听来的，觉得特别对，正好我来了，给大家说说是不是这样。

我觉得这句话很有意思，的确是这样，用肚子吃饭那是为了求得温饱，用嘴巴吃饭那是贪图享受美食，用脑子吃饭，才是对健康负责。

站在中医的角度，最好的医生，不是能够治好疑难杂症甚至绝症的人，而是能够阻止疾病出现、发展，甚至从来不让自己生病的人。从这个意义上来说，每个人最好的医生，其实是自己。

所以，这给了我一个提醒，如果能够教大家懂得防病、治病的知识，这岂不是善莫大焉？当然我肯定不能通过一本书就让大家成为医生，给自己用药。用药是一件需要慎之又慎的大事，我从来不敢掉以轻心。

但是，食疗就不一样了。如果大家能够掌握正确的饮食方法，对身体健康的益处将是难以估量的。我们传统养生讲究"五谷为养，五果为助，五畜为益，五菜为充"，西谚有云"you are what you eat"（人如其食），都强调了饮食对一个人身心的塑造作用。于是，就有了这本书的构思。

我们的老祖宗在长久的历史中，形成了一套健康的饮食理论来保养身体。比如，南方气候湿润容易使体内产生湿气，四川人通过吃辣来除湿，而广东人通过喝汤来除湿。

时至今日，我们的生活和饮食方式已发生了巨大的变化，一年四季什么蔬菜都吃得到，季节性和地域性的差别已经不再明显，国外的食物和饮食模式也非常流行，但我们的身体还没有进化得这么快，这就人为地吃出了很多毛病。

所以通过这本书，我希望能让大家对饮食重视起来，并且从日常的一餐一饭、一饮一啄中解读出健康的密码。因此，针对日常生活中的一些常见疾病，从众多食物中，我为大家选择了下文你们将要看到的那些。

俗话说"病从口入"，如果我们长期没吃对东西或者饮食不节，当然会生病，但是话又说回来，吃错了会让我们生病，那吃对了能治病吗？当然能，这就是我想要告诉大家的，一些食物具有很好的治疗疾病的功效，只要您选对了、做的方法对了，也吃对了，病灶一样也能消除，这就是为什么我说"病也可以从口出"。

不过需要提醒大家的是，虽然我有针对性地指出了某些食物的食疗作用，但这并不意味着其他食物就没有价值，营养全面、均衡是非常重要的。理论上来讲，没有哪一种食物是不好的，也没有哪一种食物是最好的，关键是你要会吃。

即便是那些最普通的食材，也是吸收了天地精华而生长出来的，如果把它们用对了地方，或者通过和其他食物的合理搭配，功效不比药物差。

我的身体很健康，但并不是吃保健品吃出来的，繁忙的工作也不允许我每天都去健身房健身，而且出于工作需要，我得天天坐着，还要经常加班……这样的生活方式算不上健康，但我懂得食物的性味和搭配，也就能够给身体尽可能好的滋养。

现在，我希望上天给予我们的这种福泽，能够降临到每一个人身上。我们每一个人，都可能成为自己最好的医生，不管是防病还是治病，相信这些小食材都能帮到你。

# 第一章

Chapter 1

## 病从口入，吃错了当然会生病

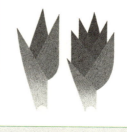

## 1. 中国人爱吃，但总是胡吃

中国人爱吃，那是出了名儿的，说是"舌尖上的中国"一点都不为过。天上飞的地下跑的，我们无所不吃；不管是祭祀祖先还是祭神拜天，桌子上放的都是吃的；逢年过节，我们都得发明点儿美食出来；外出旅游除了景点，我们最关心的就是当地的特色小吃；得了绝症的人，医生常说"多吃点好吃的吧"而不是"做你爱做的事情"。

在生活中，我们几乎能把所有的事情都跟"吃"扯上关系。爱吃就爱吃吧，这也不是什么毛病，不是说"人无癖不可与交"嘛，爱吃也是一种无伤大雅的癖好，问题是我们总是乱吃、胡吃，这时候，我这个医生可就看不下去了。

我认识一位姑娘，特奇葩，她特别喜欢吃杧果。没错，女孩子吃杧果是有很多好处，可以清肠防便秘，还可以美容养颜。可是，这位姑娘对杧果过敏，并且她自己非常清楚，只要一吃杧果她就浑身长疹子，而且奇痒无比。怎么办呢？她想了个办法，吃一个杧果以后，再吃一片抗过敏的药。

我批评她："你这不是拿自己的身体开玩笑吗？"

她振振有词："宋美龄就是这么干的。再说，天天吃自己不喜欢的东西，那样活着还有什么意思？要长命百岁干吗？"

这简直让人哭笑不得，我跟她说："你这是诡辩，只是让你别胡吃东西，谁让你天天吃自己不喜欢的了？别偷换概念。"

其实我一直都是主张"饮食多样化"的，人的身体和这个世界都很奇妙，而我们人类的认识有限，对自己、对食物，都未必了解得那么透彻。但不管怎样，食材的种类更丰富一些，能够补充的营养就会更均衡一些，我们整个身体和大自然，和天地万物也就更接近一些。

但是，这并不意味着，你想吃啥就吃啥、想吃多少就吃多少。嘴巴过完瘾以后，身体其他器官呢？它们是什么感受，你都完全不考虑吗？

有的人胃溃疡两个加号了，还抱着麻辣小龙虾、毛血旺不肯撒手；

有的人面色惨白手脚冰凉，看到冰激凌还是挪不动步；

有的女性明明是在经期，还吃螃蟹、田螺等寒性食物；

有的女性明明脾胃虚寒、严重阳虚，还拿阿胶补身体；

有些阴虚火旺的男人，还在喝壮阳的保健酒；

有的人听说鱼肝油、螺旋藻和维生素片好，就买上一堆当糖豆吃；

有的人不管得了什么类型的感冒，一概喝姜汤，只要咳嗽就吃梨；

有的人得了眼疾，一边治疗一边还在吃大蒜试图杀菌；

……

这些人中，有你的影子吗？如果有，那么你就是在胡吃。食物跟其他事物一样，也是一把双刃剑。吃得好，它能治病；吃得不好，它能要命。这个吃得好不好，判断标准不是食物有多贵，而是它到底是不是适合你吃。

所以，做个"吃货"可以，但我们要做一个聪明的"吃货"，这样才能既吃得健康，又吃到更多的美食，您说是不是这个理儿？

## 2. 很多病，都是错误饮食结的果

吃东西百无禁忌的后果就是，身体不干了："凭什么你嘴巴想怎样就怎样，丝毫不管我们的死活？"别以为你只有吃了毒蘑菇、发芽的土豆才有严重后果，那只是急症。在我们看不到的地方，那些吃错的食物所产生的负面影响会在身体里一点点累积，最后让你生病。

人为什么会生病呢？中医说，那是因为你体内的正气不足了，让外面的邪气有机可乘，于是它们侵入身体，你就生病了。外邪这种东西我们不大好控制，酷暑伏天有湿邪和暑邪，寒冬腊月有风邪和寒邪，然而它们本身并不可怕，关键在你体内的"正气"。

《黄帝内经》中说"正气存内，邪不可干"，你体内正气足了，就不怕病邪。所以，大流感暴发的时候，有些人从不缺席，有些人安然无恙，这就跟你体内的正气有关。

那么，正气怎样才会足呢？首先我们得承认，它跟先天有关，有的人天生结实强壮，有的人生来身子骨弱，这是事实。但是，后天的正气如果不足，一定是你自己造成的。很多病，都是自己招来的。

去年夏天，有一位小伙子来找我看慢性肠炎，据他描述，他每天要去四五次厕所，换了好几种止泻药，可是停药不久又会复发，于是来找我，看能不能吃中药调理。

我看了看,小伙子面色发青,尤其是面部反应脾胃的鼻头部位,看起来暗黑无光,显然他这久泻不止,是脾胃虚寒导致的。我问他平时是不是经常吃凉的,他说发病以前特别能吃凉的,水从来不喝热的,而且还要加冰块。食物能凉着吃就不加热,夏天喝冷饮更是一大爱好。得了肠炎以后,这才不敢吃凉的了。

再进一步了解,我知道小伙子在国外待了五年多,养成了吃冷食、喝冷水的习惯,回来后也就没再改,结果刚回国两年,就得了肠炎。我给他开了一些温补脾胃的药物,并且叮嘱他日常要吃哪些食物调理,很快他就不再腹泻了。

再来说说中老年人的亲密朋友"三高"吧。有人说:"生活条件越来越好了,吃得越来越好了,身体应该越来越强壮才对啊,怎么就'三高'了呢?"

大家有所不知,我们中医发现一个规律:战乱时期多实证,和平年代多虚证。为什么呢?战乱时期很多人被迫颠沛流离,不管有没有钱,吃东西都要受影响,当年咸丰帝逃到承德时,后妃们的食物都没保证,所以容易有实证。

而太平日子过久了,天天养尊处优,大鱼大肉,安逸舒适,就会"吃太多、动太少",身体消化不了那么多食物就会上火、积痰,虽然整个人看起来挺胖的,但内里其实很虚弱。

虚证时间久了,正气一点点被损耗掉,表面上看起来身体好好的,没什么毛病,但慢慢地,高血压、高血脂、糖尿病……一个个病证就出来了。

当然,我们的身体也没那么脆弱,不是你今天吃了不大合适的食物明天立马就病倒,所以大家也不用太过担心。关键是不要让错误的习惯坚持下去,改得越早越好。而改掉错误饮食习惯的最好办法,就是用正确的替代它。

##  3. 吃出来的病能吃回去吗？当然可以

前几年有些书不遗余力地推崇食材的作用，结果"过犹不及"，导致大家对食疗的作用产生了诸多怀疑。那么，吃出来的病能吃回去吗？当然可以，但是，不是所有病、也不是所有人都可以。

假如现在有一个癌症晚期患者跟我说："董医生，您告诉我，吃点什么食物才能让我痊愈。"这个我肯定是没办法打包票的。我不排除有些癌症患者不做治疗光靠食疗也能奇迹般地好起来，但这不是可以推而广之的案例，我不想误导大家。

但是，就大家常见的"三高"、胃病以及一些慢性病来说，食疗的作用还是相当值得推崇的。

毕竟，植物尚且要选择一个土壤肥沃、雨水充沛、空气清新的地方，好吸收天地精华，长得更好，更别说我们人了，我们生长全靠食物，从某种意义上说，你就是你所吃的食物，它在一点点塑造你的身体。

用适合自己的食物，一点点地培固身体的正气，我们抵抗疾病的能力自然也就变得更强了。

而且，中医原本就认为"药食同源"，食物和药物没有严格的界限。它们的区别只在于"性"。"性"偏中的，就是食物。偏离"中"很远，大寒或者大热的，就是药物了。

唐代药王孙思邈在《千金要方》卷二十四中，专门讨论过食治，他说："为医者，当晓病源，知其所犯，以食治治之，食疗不愈，然后命药。"他这话不难理解，意思是说治病先得找根源，找准病因以后先食疗，食疗不管用了，再换用性味更烈的药物。

所以，吃出来的病还能吃回去，这句话在某种条件下是正确的。而且，该怎么吃，也是有讲究的。虽说中医"寒者热之，热者寒之"的治疗原则广为人知，但这并不是说你体质虚寒就得天天吃辣椒纠正。

我们同一个小区的一位姑娘，光看脸上的痘痘，你会以为她还在青春期。为了那张脸，她也不知道花了多少钱，买各种护肤品、祛痘膏，一概不管用。

能管用才怪，她原本就是北方姑娘，在北京那种干燥的气候下，还无辣不欢，菜里只要没有辣椒，就觉得没滋没味。天天这样吃，能不长痘痘吗？

在别人的提醒下，她意识到了这个问题。姑娘嘛，都爱美，为了脸她决定委屈一下嘴。"吃辣椒不是热吗？那就吃点凉的。"于是，她开始每天吃绿豆、绿豆芽、绿豆汤、绿豆粉，外加用绿豆粉敷面膜，就为了早日灭火。

效果怎么样呢？火没灭下去，还伤了脾胃，所以很不情愿地来找我讨药吃。我问了问她的情况，虽然脸上起痘，但手脚却冰凉，明明就是"真寒假热"，哪能天天吃绿豆啊？

而且，即便真的是热性体质，也不能这么吃。得先把热性的食物停掉，多吃五谷杂粮等性味平和的食物调养着，然后在这个基础上，适当吃一些凉性食物，中和一下。否则，你体内原本燃烧着一团火，你猛地浇上一盆冰水，那滋味，你自己想想看吧。

不过，尽管是"食疗"，只要有"疗"，就跟"医治"有关，就不是随随便便进行的。医生的优势体现在，看过很多病人，经验丰富，而且所掌握的知识能够让医生从全局看问题，不会头痛就医头而不管脚。所以，想要把吃出来的病吃回去，也不是想当然就能吃回去的，还是需要更专业的指导。

##  4. 吃对固然重要，心情好病才少

想要身体好，"吃对"很重要，但你吃下去以后，能不能很好地消化吸收更重要。在肠胃等器官没有出现器质性的疾病时，心情就是影响消化最重要的因素。

中医说，人的情志和健康密不可分，喜伤心，思伤脾，悲伤心，恐伤肾，怒伤肝。情感能够改变人的言行举止，时间长了，也能改变脏腑的功能状态，进而导致身体出现病理变化。

举些最简单的例子，当生气的时候，你会气得手哆嗦，气得说不出话来，气得吃不下饭；大部分脑力工作者是不是都比较瘦？有可能是思虑过度，而思伤脾，脾胃不好了，消化就不好，人也很难胖起来。这不就是心情影响身体的明证？

尤其是吃饭的时候，如果心情太"过"，不管是太开心还是太悲伤，或者太心不在焉，都非常伤胃。

我有一个远房亲戚，男的，自己做生意，平时天天在外面应酬，难得回家吃顿饭。孩子一看到他回家，可开心了，吃饭都手舞足蹈的。可是这当爸爸的，开始"关心"孩子：

"最近有没有考试啊？你成绩怎么样啊？第几名啊？怎么不是第一名？"

"有没有调皮捣蛋惹妈妈和爷爷奶奶生气？听说你跟张小毛打架了？"

"坐有坐相，给我好好坐着，别扭来扭去的……"

往往是他一番话之后，孩子就蔫下来了，垂头丧气地扒拉着饭粒。孩子妈妈看不过去，就念叨他。他是那种比较大男子主义的人，压根不容反驳，妻子一说，他就开始呵斥，然后两人就当场吵起来了。

这样的剧目，在他们家里经常上演。我见到过一次以后，跟他说："你不能这样，老在吃饭的时候让全家人心里不痛快，没什么好处的，既影响家庭氛围，又影响他们身体健康。"

可他不听，他那人就是那种牛脾气，我也只能摇摇头。后来我听说，他家孩子因为消化不良去看医生。至于妻子，那是常年的老胃病了。

听到这样的消息，作为医生，我肯定是不胜唏嘘的。可是"清官难断家务事"，我也没办法，只能劝大家凡事看开点，不管是好事还是坏事，都试着去找找它的价值，"不以物喜不以己悲"了，很多事情也就放下了。

可是说起来容易做起来难，这些年来，我遇到太多因为心情原因而出现各种疾病的。有一位比较典型的病人，他去医院做了各种检查，都没有任何毛病，但他就是说自己胃疼、浑身难受。

后来我抽丝剥茧找到了原因，原来，他们公司半年前换了老板，老板自己跟打了鸡血似的，也就要求别人跟他一样充满干劲儿。他把公司开会的时间改到了中午。大家一边吃饭，一边开会。

于是，从此以后，大家每天中午一边吃饭，一边听老板口沫横飞地描述公司的美好前景，当然，除了激情演讲，他还要批评业绩不好的部门，训斥工作不尽责的员工……

就这样，渐渐大家一到午饭时间就犯怵。这个年轻人因为刚入职没多久，工作出过一些差错，更是被当众批评了好几次，于是胃口越来越差，开始天天觉得胃疼。

也许这样的故事，在很多人身上上演过，只是病还没到身上的时候，大家并不在意。那么在这里我要郑重提醒大家：吃饭的时候，尽量保持心情愉悦、专心致志。当然，如果你能让自己每一天每一刻都是开心的，那就再好不过了。

 ## 5. 生病了，要忌口，但不要盲目忌口

说起食物对疾病的影响，从一个小细节就可以感受到。不管你去看中医还是西医，医生给你开完药以后都会说一句："多喝水，少吃生冷辛辣……"

为什么生病了吃东西要忌口呢？因为怕这些食物会加重病情，或者延缓疾病的痊愈。比如，生了疖疮之类的热证，你就不能吃鱼虾、牛肉等"发物"，因为它们有的发风，有的发热，很容易助邪伤正，所以得忌口。

但是，忌口不是盲目忌的。不是一生病就得忌口，也不是一忌口就一嘴都不能吃，更不是一忌口就有大半食物上不了你的餐桌，它也是有很大学问的。

就在上周，一位女士带着她妈妈来找我，她妈妈一直有胃病，前些天检查出来说胃溃疡两个加号了，医生让她在饮食上一定多加注意。

老太太一听急了，听说很多食物都伤胃，什么生冷辛辣那肯定是不能吃的，肉类、粗粮不好消化，也得忌口。到了后来，米饭也不吃了，只喝粥、吃青菜。

粥和青菜倒是清淡好消化，不伤胃，可是，老人家身体吃不消了。由于营养跟不上，她最近变得特别爱感冒，而且一感冒老也好不了。这位女士怀疑妈妈这是免疫力低下，觉得不能任由她这样吃下去，于是就来找我，看看这胃病到底该怎么治。

一般来说，如果是青壮年人有胃病，尤其是胃溃疡发作期，是要注意饮

食，尽量少吃难消化的食物。可是，老太太的身体本来就比较虚，正气不足，如果再天天只喝粥吃青菜，营养跟不上，那么身体里面的正气就更不足了，很难抵抗邪气，也就容易生病了。

所以我劝老太太："有胃溃疡，没关系，发作期多忌点嘴，缓解期就完全没必要这样了。我们可以把食物做烂点，肉多炖一会儿，粗粮多泡多煮会儿，各种食物都吃一点，这样才能给身体里面的军队提供足够的弹药，否则它怎么去跟外邪打仗？"

这里我也想要劝大家一句：生病了，饮食是要适当做出调整，但大家不要草木皆兵，你"忌"得太多了，可能会缺乏一些营养元素。而且，很多人对"忌口"的知识并不了解，只是道听途说。

可是，很多时候，想当然地随便忌口，反而会给身体雪上加霜，耽误病情。我们生病的时候，到底该怎么忌口，建议大家不要自行决定，还是需要医生结合你身体的整体状态做出判断。

比如，虽说忌口的食物一般与疾病的性质相同，患有热性病的人不适合吃温热的食物，患有寒性病的人不适合吃寒性食物。但假如你本身得的是热性病，但素来体质虚寒，就不能只吃寒性的，把所有热性食物全都停掉，而是需要一边平补，一边清热，这样对身体的帮助才是最有力的。

 **6. 长期积累的病，用小食小材慢慢调**

俗话说"病来如山倒，病去如抽丝"，其实不是"病来如山倒"，除了食物中毒、传染病暴发等急性病症，很多疾病的出现，都是脏腑功能不断衰弱，最终量变到了质变。换句话说，是长期累积的结果。

至于"病去如抽丝"，倒是非常正确的。本来就是水滴石穿形成的疾病，治疗的时候当然也得慢慢调理。要是见效神速，那多半是虎狼之药，对身体的负面影响也相当大。

所以，生病以后，尤其是慢性病，我建议大家还是在饮食上，用一些小食小材慢慢调理。虽然慢，但是安全，而且扎实，它们可以如同春风化雨一般，润物无声地滋养脏腑，让身体各器官的功能得到恢复，病症自然也就消失了。

这个道理说起来很容易，但做起来，可就难多了。尤其是现在大家都很急躁，做什么都追求"快，更快，最快"，在他们的理解中，"慢慢来"意味着一周、十天，这往往让我哭笑不得。

有一位自己做企业的老总，来找我调理高血脂。他从年轻的时候就血脂高，只不过那时候忙着打拼，也没啥明显症状，就没管过它。现在事业小有成就了，想多享受几年，开始惜命，这才来治疗。

我跟他说，这种疾病，我可以给你用药物调理，但你得答应我，同时饮食上一定多注意，按我的嘱咐去做，如果做得好，药都可以不吃。

一听说可以不吃药，他当然高兴啊。回家以后挺听话的，吃药加上饮食调养，一个多月以后，再去做检查，血浆总胆固醇浓度已经降到了 2.5mmol/L（250mg/dL）以下了，各项指标都接近正常值。

这时候我告诉他，你可以不用吃药了，用饮食调养。一定要少油多素，交代了他很多食物的宜忌。

一个月以后，他又来了，一见面很心急地说："我很听你的话，食谱都是按照你交代的制订的，怎么这都一个月过去了，检查结果没什么变化啊？"

我说："我有没有交代过你，这是一个需要慢慢调理的过程？"

他说:"是啊,这都一个月了,还不慢啊?"

我说:"你这病得了多少年了?十年还是二十年?这才一个月,你就嫌长了啊?"

其实,无论是"三高"或者胃病这类典型的慢性病,还是其他什么疾病,用食物来调理身体,这个过程通常都是比较漫长的。为什么?因为食物大都性味平和,没有那么猛烈的效果。否则,天天吃身体哪受得了?但它的好处就是对身体的副作用几乎没有,可以缓慢而平稳地从根本上解决问题。

所以,大家不要奢望既快又安全有效,你总要给食物一个发挥作用的过程、给身体一个慢慢恢复的过程吧?

虽然小食小材发挥作用比较慢,但大家千万不要因此小瞧它的本领,现在很多慢性病用药物难以根治,但是如果你能够在日常生活中,用饮食加以调养,日积月累,它的力量就足以撼动那些死缠烂打的慢性病。

小食小材胜小药

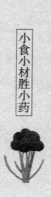

# 第二章

Chapter 2

## "一年五季",我们中医怎么吃

小食小材胜小药

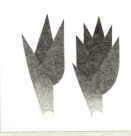

**1. 中医说的吃，首先要接地气**

我在这里说"接地气"，是一语双关的，第一层意思是要接近土地，离泥土更近一些。

在我们中医看来，阴阳不平衡很容易让人生病，而天是阳，地是阴，我们除了接触空气、阳光，也要接触水分、土壤。所以，有一种养生方法就是让人光着脚在地上走，当然一定是真正的泥土，肯定不能是大马路。

而在饮食方面，由于"脾属土"，所以接地气也是养脾胃的好办法。但我肯定不是让你去吃土，而是建议大家吃一些当地水土种植的、新鲜的食物。

另一层意思就是，中医所说的"吃"，食材是很亲民的。就像中药里面有人参、灵芝这样名贵的药材，但更多的是麻黄、桂枝、紫苏、生姜、蒲公英这些乡野里经常见到的、离我们很近的植物。

中医食疗也是一样的，我不会告诉你天天吃海参鲍鱼、鱼翅燕窝，我们所用的食物，无论从种类还是价格上看，都是非常亲民的，甚至显得有点"土"，可是我们要的就是这个土。

我有一位女病人，是做生意的，经济条件不成问题，平日里她也特别注意保养，每天燕窝、鲍鱼地吃着。可能是好东西吃太多了，她体内的痰湿非常严重，整个人是那种虚胖，很胖，而且老是感觉身体发沉、少气无力。

我跟她说："你现在的饮食需要注意少吃甜食和油腻食物，少吃精加工的点心。你可以多吃点薏米、红小豆、白扁豆、山药、鲫鱼、萝卜……"

等我说完,看她皱着眉头欲言又止,就问她有什么疑问,她说:"这些食物真的行吗?几块钱一斤,能吃上一周的米啊豆啊,还有一块钱买上一堆的大萝卜,真能治病?"

我说:"看来你很久没关心过菜价了,一块钱买不了一堆大萝卜。"

玩笑开过,我跟她说:"食物并不是越贵就越有营养,鲍鱼的营养未必比鸡蛋高很多,进口米面未必就比郊外稻田里的营养更丰富,昂贵的反季节蔬菜更不一定就比便宜的时令蔬菜好。而且,更不是食物越贵就越适合你吃。"

我这绕口令似的一段话,看来她是听懂了,并且表示理解。但她还是表示:"我的朋友们吃的食物都特别精致,身体也都挺好的呀。我们外出吃饭的时候,根本吃不到您提的那些食物……"

我说:"他们身体好不好自己知道,你化好妆在外面应酬的时候,看起来不也神采奕奕吗?外面吃不到,简单啊,回到家里自己做。"

我相信不少人会有同样的想法,总觉得,自己吃的食物越贵、越精致,似乎就是对身体更负责任的表现。实际上还真不一定,俗话说"鱼生火,肉生痰,白菜萝卜保平安",这绝不是酸溜溜地自我安慰,它反映了我们身体真实的诉求。所以,在这一点上,希望大家能及时转变观念。

 ## 2. 春宜升补,重在养肝调气血

春天是一个什么季节呢?是万物复苏的季节,小花小草都开始慢慢发芽，虫子细菌也开始渐渐繁殖，而天地之间的阳气，也在升发。

作为一个万物萌动、升发的季节，春天特别适合养肝。因为在五行中，春天是青色，属木，而肝也属木，它跟草木类似，有抒发、调节气机的作用，能让气血往外走，这和春天自然界万物升发的规律是相应的。

中医认为"肝喜调达而恶抑郁"，什么是调达呢？意思是调和畅达。肝脏这个器官，它就像树木一样，喜欢无拘无束地生长，不要受到抑制、束缚。

所以，我们用"升补"法，就可以在升发阳气的同时，也让肝气调达。肝气舒畅了，它就能够更活跃地引导气血，从而把整个冬天累积的内热、浑浊之气全都排出去，让身体感到神清气爽。

那么，该如何升补呢？就是在补益身体时适当选用具有升发阳气作用的食物。由于冬天的寒气还没有完全散去，所以春天升补时，不宜吃过于寒凉的食物，但是也不能像冬天一样吃过于滋补、肥腻的食物，否则很容易上火、变胖。

那春天到底该吃什么食物比较好呢？春天应该多吃一些辛甘发散的食物，少吃甚至不吃酸味、涩味等收敛的食物，这样才有助于肝气的调达。

比如，山楂、西红柿、枇杷这些酸味食物，我春天几乎不吃，因为它们的性质是收敛的，不利于阳气升发，也不利于肝气调节。但是水果蔬菜、韭菜、葱、姜、蒜等偏辛温的食物，则有发散效果，有助于升阳养肝。

另外，枸杞子和菊花都是著名的养肝佳品，春天也不妨适当吃一些。再加上春天的气候也比较干燥，需要保证水分供给。那么大家不妨用菊花、枸杞子、红枣泡水喝，既可以很好地养肝护肝，还能顺便补充水分，促进新陈代谢。

当然，动物肝脏、豆类、猴头菇、银耳、黑木耳、菠菜等著名的养肝食物，也是春天餐桌上很好的选择。

我有一位因为肥胖而有了中度脂肪肝的朋友，在我的指导下，坚持每年春天用猪肝枸杞子、红枣花生汤、蘑菇山药、韭菜虾仁等饮食调养,现在各指标都已经回到了正常状态。虽然这个过程比较长,但我认为那是非常值得的,大家也不妨试试看。

春天养肝,除了饮食调节,还有一个很重要的方面,那就是情志,因为"肝恶抑郁"。如果你天天闷闷不乐,肝气受到抑制,不能很好地抒发,就容易让气血运行不畅。气血受阻,几乎是百病的根源。

所以,春暖花开的时候,大家还是尽量不要"伤春",多去户外走走,晒晒太阳,散散心,让心境保持愉悦、明亮,对健康也是大有好处的。

 **3. 夏宜清补,重在养心清内热**

什么是"清补"呢?提到"清",你是不是会想到"清凉"?对了,清补就跟凉有关系,它实际上就是"补凉、清热、生津、益气"的一种进补之法,补中有清。

不管是全国哪个地方的夏天,普遍特征是"热"。这是一年四季中最热的季节,也是阳气最旺的季节。在中医五行理论里,夏天属火,火对应心,火气通于心,所以夏天的这种炎热,特别容易扰乱心神,让人觉得心烦气躁。

因此,夏天养生,重在养心,重在清内热,所以需要清补,适当多吃一些"苦"味、性寒的食物,让它们帮你清心、泻火、润燥、濡热、生津、止渴。

比如，苦瓜、苦菊、芹菜、芥蓝、芦笋，都是非常适合夏天使用的蔬菜。我们家夏天就会经常喝点绿豆汤解暑，相信很多人也都在这么做。

但是，大家需要注意的是，夏天同样也是需要进补的。因为天太热影响到大家的食欲，如果大家饮食结构不合理，比如肉类、蛋白质摄入不足，就容易出问题。尤其是孩子，很多孩子一入秋，天气稍微凉点就容易生病，就是因为夏天"补"得不够，免疫力下降。

所以，虽说夏天食欲不太好，消化功能可能也不好，但还是要补充足够的营养。只是，在选择进补的食材时，以解暑、生津功效的为主。

我给大家推荐的清补食材包括鸭肉、鸡肉、鱼肉、猪肉、各种蔬菜（尤其是深色的、苦味的绿叶蔬菜）、豆制品、瓜果，它们都能很好地清热解暑。

然而，这是针对健康人说的，如果你本身体质虚寒，那就要另当别论了。我一位朋友的女儿，十几岁了，正念高中，常年手脚都是冰冷的，夏天也不例外。大家都吵着热得要死，要开空调，她不让，因为她不热，开空调她会觉得冷。

像这种情况，我就不建议她喝绿豆粥、荷叶粥、薄荷粥、乌梅汤等清热解毒的汤水了。但是，她也不能大夏天吃牛肉、羊肉、辣椒等温热的食物。

我跟她父母说："一定要限制她吃冷饮，尤其是夏天的冰西瓜，更不能吃。平日可以适当多吃一些温性食物，夏天可以多吃果蔬，但过于寒凉的食物，还是少吃比较好。"

所以，虽说夏天吃清热的食物是常识，大家也要根据自身情况来制订食谱，不能一概而论。

除了食物之外，夏天的补水工作也要做好。天热，身体损失的水分多，要多喝凉开水，那才是最好的补水饮料。但是，所谓凉开水，不是让你放到冰箱里冰到透心凉，或者是加冰块。我建议大家喝常温下的白开水，这样胃才最喜欢。

##  4. 长夏淡补，重在健脾祛湿益气

我要是说"一年五季"，大家别以为董医生疯了。中医养生理论中，和五行、五脏对应的是"五季"。除了春夏秋冬，多出来的那个就是"长夏"。

关于这个"长夏"指的是哪段时间，有好几种不同的说法，这里我们采用的是从"立秋"到"秋分"之间的这段时间，大家应该能明显地感觉到，很多地方虽说已经立秋了，但天气还是非常炎热，正所谓"秋老虎"是也。

由于秋风还没来，暑气也未退，而且这一时期不仅炎热，还可能阴雨绵绵，所以天气就特别潮湿闷热。因此，和夏天的"炎热"相比，长夏的特点是"湿热"，这一时期的养生重点就是"祛湿"。

明代有个著名的医学家张景岳，他说过这样一句话："春应肝而养生，夏应心而养长，长夏应脾而变化，秋应肺而养收，冬应肾而养藏。"

大家可以看到，在五行和五脏的对应中，长夏对应的脏腑是"脾"。而脾这个器官，它"喜燥恶湿"，最不喜欢湿了。可是偏偏长夏又湿热，所以，长夏养生一定要注意祛湿防脾虚，预防各种消化道疾病。

因为，中医认为湿是阴邪，容易伤害阳气，尤其容易损伤脾阳。而脾在

人体内的作用主要是运化食物，如果脾阳受损，消化吸收功能就会受影响。所以很多人在长夏的时候容易闹肚子。

而且，湿邪"重浊"，所以会阻碍人体内清气的上升。后果是什么呢？你会觉得头昏脑涨、四肢沉重。我们体内湿气越重，越觉得困倦乏力。如果是心脏病病人，胸闷、心慌等症状还会加剧。

这一时期调养身体，我们需要"淡补"。什么是淡补呢？意思就是要补得清淡、平和。由于长夏在夏秋之交，兼有夏秋的特点，所以在补益身体方面也是取二者之中。

总的来说，长夏养脾，饮食要清淡一些，大鱼大肉要适当减一些。如果总吃油腻或者过甜的食物，很容易消化不良。不过我想，长夏的时候也很少有人爱吃油腻的东西。

我们每个人的家里，都有不少健脾祛湿的食物，比如白扁豆、薏米、红豆、冬瓜、茼蒿菜等，都有很好的功效，长夏时不妨在菜谱中适当加一些。

一方面祛湿，另一方面还要润燥，因为脾"喜燥"，凡是温性的、热性的食物都偏燥，所以能养脾。

我小时候，特别喜欢吃米饭煮干时那焦黄色的锅巴，还有热馒头时边上烤焦了的部分。长大后才知道，香味入脾，而且这些食物可以燥湿，所以是特别养脾的。后来我发现很多小孩子也喜欢吃，也许，是孩子们天生知道这些东西能健脾胃？

但是，大家也千万别过头了，否则容易上火。建议大家在家做饭的时候，可以适当放一些姜、肉桂、丁香、花椒、大料、小茴香等调味品，它们都能生燥，因为是调料，又不会太过分。

如果是原本就脾虚的人，更要抓住长夏这个补脾的好时机，可以坚持每天早晨起床以后，喝一杯生姜红糖水，不需要太浓，淡淡的就好，有助于温脾养气。

##  5. 秋宜平补，重在养肺调脏腑

我有一位"吃货"朋友，在经历了夏季食欲不振的漫长煎熬后，一进入秋天，可把他高兴坏了，把想念了许久的美食吃了个遍，水煮鱼、红烧肉、酱肘子、烤肉、外焦里嫩的烤鸭……美其名曰"贴秋膘"。

贴了一阵儿秋膘以后，他来找我看病了，因为肠胃不舒服。我怪他吃肉不加节制，他哭丧着脸问我："不是说要贴秋膘吗？秋天不得补补啊，我多吃点肉怎么了？"

我说："'秋季进补，冬令打虎'，秋天是要补，但不是你这种补法，你这样补只能越补越虚，别说打虎了，猫都抓不到。"

俗话说"一夏无病三分虚"，度过了苦夏，我们的精力和体力都得到大量消耗，所以秋天是得补补，但是秋天更适合平补，而不是大鱼大肉、煎炒烹炸，可了劲儿地吃。

为什么呢？秋天到了，树叶黄了，然而身体的消化功能依然比较差，还没完全得到恢复。经过漫长的夏季和长夏的清淡饮食，这时候你突然天天大块吃肉，施加给脾胃的负担太重了，于是就会恶心、腹泻等，也就是所谓"虚不受补"，我那位朋友就是这种情况。

而且，秋天的天气非常干燥，因为这时候是燥气当令，所以嘴巴、鼻孔、皮肤都特别容易干燥，这是我们能明显感受到的，其实在身体里面，别的器官也能感受到这种燥气，便秘就是表现之一。因此，食物应该以"滋阴润燥"为宜，要是吃了太多生痰化热的肉食，不仅对脾胃不好，还会让秋燥现象更严重。

所以，用我们中医的术语，秋天进补，应该选择"补而不峻""防燥不腻"的平补之品，主要是五谷杂粮和优质蛋白质。比如，山药、芡实、莲藕、鱼肉、猪瘦肉、禽蛋、奶制品、豆制品等，搭配百合、银耳、蜂蜜、核桃、芝麻等滋阴润燥的食物，以及苹果、梨子、柑橘、葡萄、大枣、甘蔗等时令新鲜水果，就可以制订出非常适合秋天平补的食谱来。

其中，鱼、瘦肉、蛋、奶、山药等食物，都可以调理脾胃，养胃的同时再进补，才能吸收更好。

当然，补水也是非常必要的。如果天天喝白开水没味道，可以适当多喝点茶、果汁、豆浆、粥、汤，这些流质食物都能够很好地补水。比如，百合莲子羹、银耳糯米粥、杏仁粥，都非常适合秋天喝。但是，含糖量很高的饮料，我是始终都不主张大家多喝的。

一开始提到的那位朋友，我给了他三句话，让他一定牢记："秋季进补忌虚实不分、忌肉食太多、忌一成不变。"我让他先调理好脾胃再补，而且要荤素搭配，选择甘润的食物，并且根据身体状况随时调整进补的内容，这才能把身体补得可以打老虎，大家也不妨参考一下。

## 6. 冬宜温补，重在养肾补气血

和夏天恰好相反，冬天是一年中最冷、阳气最弱的季节，所以冬天需要温补体内阳气。而在中医五行理论中，冬季对应的是肾脏，所以冬天是养肾的好时节。

那么，什么是"温补"呢？就是说用温性的、补益的药物或食物来补养正气，驱除虚寒。通常需要温补的，都是脾胃，或者肾阳。

但是，假如你根本不虚，要不要补呢？不要。中医的"补"是针对"虚"的，不虚的人也去补，那就是画蛇添足了，很有可能会生病。

比如大家都知道人参很好，是补气的上品，没错，对于气虚的人来说，人参可以很好地调养他们的身体。但假如你是身强力壮的小伙子，压根没有丝毫气虚的迹象，吃人参反而容易上火，所以压根没那个必要。

因此，我必须提醒大家，你在大补之前，一定先要弄清自己的体质。别没事瞎补，也别觉得自己工作挺忙挺累就一定得好好补补，也许你根本就不需要补。

当然，如果身体有虚证，那我们还是要补的。尤其是肾阳虚者，冬天更是你养肾的黄金时期。也就是说，如果你平时感觉四肢冰冷、畏寒怕冷、浑身乏力、疲倦无力、小便清长而频，或者身上有水肿，那么不管是男是女，冬天都不妨补补肾。

羊肉、牛肉、狗肉、鱼虾、海参等肉类海鲜，以及栗子、腰果、核桃等坚果，还有龙眼、荔枝、大枣等水果，都是温补肾阳的好食材。我建议大家可以把它们炖在一起，以羊肉为例，比如做成栗子炖羊肉、当归炖羊肉、枸杞子羊肉汤、羊肉海参汤等，都是不错的选择。

另外，冬天阴气旺盛，天气寒冷，吃一些性质温热的食物，可以帮我们抵御寒冷，所以体质不虚的人，冬天也可以适当吃一些性味温热的食物，只是要注意把握好分寸，别上火了就好。

需要提醒大家的是，温补的同时，食物的滋味可以淡一些，说白了就是少放点盐。我知道有些食物浓油赤酱更好吃，可是吃盐太多不仅容易患高血压，还容易口渴，冬天本来就干燥，你需要喝大量水来缓解，于是不仅容易水肿不好看，还会增加肾脏负担。

　　与此同时，冬季虽然要侧重补肾，但我们也得尽量兼顾其他器官。不能说你为了温补肾阳，就不管不顾，吃出胃溃疡也义无反顾，那就太钻牛角尖了。

　　我在冬天接诊过很多患者，都是因为吃火锅导致胃溃疡发作的。其中有一位，跟我说："寒冬腊月，来上一顿火锅，牛肉羊肉涮好以后，散发着浓郁的香味，冒着热腾腾的白烟，说时迟那时快，你迅速把它放进嘴里，吞进肚里，这才是人生啊……"

　　可是，结果呢？结果他的老胃病每年冬天都发作，就是因为他酷爱滚烫的火锅，凉一点点都不肯吃，我怎么劝他都不肯听。就这样，他每天冬天都要来找我，我们也成了老相识。

　　所以，大家不要根据自己的喜好，"断章取义"地截取中医的部分内容去做，结果吃出了问题又怪中医误导自己。归根结底，还是我们自己没掌握对方法，不管是药补还是食补，都是这样。

 ## 7. 酸甜苦辣咸，五味吃对，效果最佳

　　"酸甜苦辣咸"这五味，大家都不陌生。但大家可能不知道，除了是舌头上的味蕾品尝到的滋味以外，它们对身体健康还有着相当大的影响。

　　这还要从中医四大经典之一《素问》说起，它在《宣明五气》中说："五味所入：酸入肝，辛入肺，苦入心，甘入脾，咸入肾。"大家应该都能看明白。

它里面有一篇《生气通天论》是这样说的："阴之所生，本在五味，阴之五宫，伤在五味。是故味过于酸，肝气以津，脾气乃绝；味过于咸，大骨气劳，短肌，心气抑；味过于甘，心气喘满，色黑，肾气不衡；味过于苦，脾气不濡，胃气乃厚；味过于辛，筋脉拘弛，精神乃央。"

这段话可能有点不好理解，我给大家翻译一下。它的意思大致是说，人体内精血、津液的产生，其根本在于对饮食中五味的摄取。但是，储藏精血的五脏，也有可能因为五味而受伤害。假如你吃酸的东西过量，就会让脾气受损；如果吃咸的东西过量，会让心气受到抑制；吃甘味过多，会让肾气衰弱；吃苦味过多，会让胃气涨满；吃辛辣过多，会让精神涣散颓靡。

简而言之，五味都要有，不可偏废。然而，五味中的任何一个都不能"过"，这个"过"包括过多和过少。必须调和得当，才能让筋骨强壮气血旺。

这个道理，相信大家不难理解。可是，该怎么做呢？很简单，先分清楚每一种食物的食性。比如，我们日常生活中的主食，都是"甘味"；葱、姜、蒜、辣椒等属于"辛味"；山楂、柑橘、梅子、西红柿、醋，都属于酸味食物；苦瓜、苦菊、芹菜、茶叶、莴笋叶、莲心等，都是苦味食物；而海带、海参、海蜇等海产品，都属于咸味。需要注意的是，瘦猪肉也是咸味食物，而咸入肾，所以瘦猪肉可以很好地补养肾脏。

了解完食物的性味以后，我们要在每一天的餐桌上，都注意各种味道的搭配，最好酸、苦、甘、辛、咸五味俱全，而且不可过于突出某种味道。但是，这并不是说这五种味道都要有相同的比例。

至于每个人在饮食中，五味应该怎样调和，获取怎样的一种平衡，这不是一概而论的。要根据你自己的身体状况来决定。即便是一家人，同样的饮食结构，但由于体质不同，在食物的选择上也要有所侧重，所以我建议大家不妨咨询医生以后再定食谱。

另外，《素问·至真要大论》中还说了："夫五味入胃，各归其所喜。"

虽然五味最后各自有不同的归宿，但它们都要先经过"胃"的。所以，如果五味太过，在伤及五脏之前，最先受伤的就是胃，而且是多重伤害的叠加。这也就是为什么有胃病的人格外多。所以，为了身体健康，饮食方面，大家一定要拿出"食不厌精"的精神，这个"精"，我指的是精心，精心再精心，身体才能少一些伤痛，更完美地为你的日常生活工作服务。

 **8. 青红黄白黑，五脏都是"好色之徒"**

五脏除了是一个"贪吃之徒"，和五味有着亲密的关系，它还是一个"好色之徒"，跟五色同样亲密。所以，不仅五味可以滋养五脏，五色也同样可以。

《黄帝内经》告诉我们："绿色养肝、红色补心、黄色益脾胃、白色润肺、黑色补肾。"所以，在相对应的季节，用相对应颜色的食物来养护某个脏腑，是中医五行理论的重要内容。

比如，肝脏属木，对应的是青色、绿色食物。常见的青绿色食物，当然是蔬菜了，从菠菜、西兰花、黄瓜、丝瓜、芹菜、韭菜、青辣椒、茼蒿、莴笋，到白菜、荠菜、油菜、四季豆、豆角、空心菜、木耳菜、绿苋菜、青菜、苦瓜等全都是绿色食物。当然，大家也别忘了，还有绿豆。

而心脏属火，对应的是红色，跟绿色食物相比，红色可能没那么多，但也不算少，猪牛羊等红肉、红小豆、红辣椒、红枣、西红柿、苋菜、山楂、草莓、红心火龙果、樱桃、枸杞子等食物都是红色的，可以养心。

脾胃属土，对应的是黄色，我们日常生活中常见的黄色食物有小米、黄豆、玉米、南瓜、红薯、胡萝卜、韭黄、蛋黄、金针菇、黄花菜、菊花、柑橘、橙子、柠檬、枇杷、菠萝、木瓜、蜂蜜等，都属于黄色食物，它们能够益脾胃。

而肺属金，白色食物可以润肺。大米、面粉、豆腐、蛋白、牛奶、百合、茭白、莲藕、白萝卜、竹笋、大蒜、银耳、竹荪、荔枝、梨、白果、莲子、杏仁等，全都是白色食物。

接下来是肾脏，它属水，黑色食物可以养肾。海参、乌骨鸡、黑豆、黑米、黑芝麻、黑木耳、黑香菇、紫菜、海带、裙带菜、桑葚、黑枣、黑葡萄、蓝莓、乌梅等，都是黑色食物，在补肾、防衰老方面有独到功效。

不同颜色的食物，各自入不同的脏腑，发挥着不同的养生功效。现在，大家试着想一想，为什么在所有的粥里，小米粥最养胃呢？这当然跟小米本身的营养价值有关，但是，小米是黄色的，它正好对应脾胃。

小米为什么就长成了黄色的，并且为什么那么养胃，其中的奥妙我们未必能够理解的，但如果大家注意到了这个事实，日常生活中多思考，没准儿就能很好地为自己制订健康食谱。

需要提醒大家的是，五色的划分，并不完全是跟颜色相同的，尤其是现代科技生产出了各种各样色彩鲜艳的果蔬，如果你拿它去对应脏腑，就不正确了。

我认识一个小姑娘，她自称"跟蜡笔小新相反，最爱吃青椒"，尤其喜欢青椒肉丝。听说五色补养五脏，就买来各种颜色的彩椒，"反正黄色的彩椒补脾，红色的彩椒补心，绿色的青椒养肝，看我多聪明。"

她还相当得意。事实上，这样做行吗？肯定不行，不管啥颜色，它本质上都是青椒。所以，在这方面大家还是要引起注意。

另外，大家也不能因为某种颜色补某种脏器，就过于偏食。比如，我的很多病人脾胃不好，我建议他们适当吃黄色食物，还有人真的把一日三餐都尽可能换成黄色食物了。这样做肯定也不对，虽然脾胃应该得到偏爱，但是别的器官也不能置之不理啊，时间长了它们也会抗议的。所以，大家在运用"五色入五脏"理论时，还是一定要注意"适量"与"平衡"。

##  9. 寒、凉、平、温、热，食物的五性要记牢

除了色味以外，每种食物都还有自己的食性。中医饮食养生，首先就要谈到食物的"性"，我们可以把它分为五类：寒性、凉性、平性、温性、热性。

显然，寒性和凉性都是偏寒凉的食物，只不过寒性食物的程度更重一点。而温性和热性也一样，都是偏温热的食物，只是热性食物程度更强。而不冷不热的，就是平性的。

我们日常生活常见的谷类和豆类食物中，性平的有很多，它是最没有伤害性的，适合各种体质的人吃。比如，大米、土豆、芋头、山药、红薯、黄豆、豌豆、豆浆、熟的白萝卜、胡萝卜等。

而凉性食物，以水果蔬菜居多，比如，黄瓜、茄子、芹菜、生菜、芦笋、生的白萝卜、大白菜等，都属于凉性食物，而且小麦也是凉性的。

至于寒性食物，它和凉性食物一样，都可以清热去火、凉血解毒，只是

凉性食物更温和一些。绿豆、苦瓜、荸荠、莲藕、海带、紫菜等食物，都是寒性的。

温性和热性食物，则可以温经通络、散寒助阳。常见的热性食物，有辣椒和胡椒，温性食物比较多，比如，大葱、生姜、韭菜、红糖、紫苏、丁香、洋葱、南瓜等。

我之所以不肯为大家罗列更多食物的性味，是因为很多食物的性味归属是有争议的。像大米属于平性、绿豆属于寒性、小米属于凉性、辣椒属于热性、生姜属于温性等，这些是大家已经达成共识的。但另外一些食物的归类，比如，西瓜、冬瓜到底是凉性还是寒性，苹果到底是平性还是凉性，各家说法不一。

我肯定有自己的判断，但在这里我不便为大家一一解释，只是想要提醒大家，关于食物性味的分类，还是要多加留意，选择经过历史检验的说法。

有的朋友可能会问了："既然平性的食物最好，那是不是可以都吃平性的？不热也不冷，多好。"

理论上这样想是没错的，但实际上，平和体质的人非常少。我们出生以后，受到后天的影响，大部分人的体质，或多或少有些偏热、偏寒，也会受到外界病邪的影响受寒或者中暑。

这时候，了解食物的食性以后，就可以根据"寒则热之，热则寒之"的原则，帮我们调理身体。比如，假如你是一个身体虚寒的女孩子，大夏天的还觉得冷，那么不妨适当吃一些热性食物和温性食物，它们可以使身体发热，增强我们的活力。

当然，如果你是一个寒冬腊月都只需要穿一件单衣的壮小伙，就不适合多吃热性食物，否则很容易出现便秘等上火症状。

平时偶尔上火的时候，你可以喝点绿豆汤等寒凉的食物去火；天寒地冻、手脚冰凉的时候，喝点姜汤、吃点羊肉也可以很好地温暖身体。

如果你体质天生偏寒，那么日常饮食就要在平性食物的基础上，适当多增加一些温性、热性的食物，这个道理，相信不需要我多加阐述，大家自己就很容易明白。

##  10. 你要记住，很多药只能治标，治本还是靠食疗

药物的出现绝对是人类历史上的大事件，它给人类的生命带来了一重又一重防护，让人的生命长度和质量都大大提高。

于是，古往今来，生病吃药是天经地义的事情，然而随着医学技术的发展，我发现很多人进入了一个误区："没事，我平时没条件考虑身体的感受，生病了吃点药就好了。"

当我劝我的很多患者，一定要饮食规律保养脾胃的时候，相当一部分人是这么回答的。我能理解，他们有人工作忙，天天扒拉两口快餐填饱肚子就行，不大可能自己在家精心烹饪食物；有人工作时间不确定，很难按时按点吃饭；还有人纯粹是任性地满足口腹之欲，明知不可为而为之……

这些我都能理解，但是我必须告诉你们，不要觉得"生病了有药"呢。生病了是有药，可是药不是什么好东西。打个比方，生病就好像失火，是紧急事件，这时候通常需要药物来救火。然而火势得到控制以后，消防队员一定要撤离的。

消防队员重要吗？当然重要。但是我相信谁也不喜欢消防队员出现在自己家里，我们吃药也是这个道理。

大家一定要明确一个观念，不是说你生病了、吃了药，就万事大吉。你想想，家里失过火以后，虽然火被及时扑灭了，但是你家里还会是原样吗？肯定不是，一定会或多或少都有损失。吃药也一样啊。

我从来不否认药物的作用，否则我也不会去做医生。但是，我绝对不盼着大家吃药，那意味着身体内有异常的紧急事件。我更希望大家能在日常生活中，用饮食好好调养身体，做好各种防范措施，压根不给灾患任何机会。

更何况，对于很多疾病，药物还束手无策。比如很多慢性病，高血压、高血糖等，都需要患者终身服药。那意味着，你所服用的药物，其实只能在非常短的时间内抑制症状，让你的各项指标暂时正常。因为，它原本就是治标的，很难治本。

对于引起这些症状的根源，药物没有办法得到消除，这也是由药物本身的性质决定的，它的职责原本就是救火。没有人愿意把药当饭吃吧？不是因为它不好吃，而是原本它救火队员的身份就决定了它的举动非常直接，然而也有一定的伤害性。

中国传统医学一直强调一个观念"上医治未病"，这是非常正确的。有人可能会问："没病治什么呀？"没病要防病，这才是上上之策。

比如，现在很多人得癌症，那么我们年老以后得癌症的可能性也很大。怎么办呢？与其等到得了癌症再伤筋动骨地折腾，肯定不如在还没有得癌症的时候，用饮食和良好的生活习惯来预防癌症，让身体一直保持健康状态。

所以，我必须跟大家明确，有病不吃药，这是不对的。但因为有药而不怕生病，这更是错误的。我们最需要做的，是尽量避免生病，这才是养生的最高境界，这才是我们应该追求的人生，而这也是食疗最拿手的事。

##  11. 食疗不是要你顿顿都吃同样的食材

有一个道理，我刚当医生的时候，想当然地以为"这是常识，大家应该都了解"，所以不曾刻意跟人强调。然而很快我就发现不是那样的，还真有不少人这么干了——听说什么食物对自己的疾病好，就顿顿吃，天天吃。

有句话叫"物无美恶，过则为灾"，不管是过少还是过多，都有麻烦，我们吃东西也一样。再好的东西，不管是海参还是人参，让你天天吃，谁的身体都受不了。

即便是我给你推荐的食疗方，是跟你自身体质非常切合的食疗方，也不是让你顿顿都要吃的。正确的做法是：在坚持饮食均衡、食物种类多样化的基础上，适当多补充一些你的身体缺乏的食物。关键是，一定要坚持。

假如你试图用食物，在一两天之内、一周之内、一个月之内就调理出阴阳平衡的身体，那几乎是不可能的，因为食物本身的安全性决定了它没有那么强力的效果。

正因为这样，很多人为了让食物更早发挥疗效，就出现了上述错误做法。

我的一个患者曾经振振有词地跟我说："食物发挥作用不是慢吗？那我就多吃点，顿顿吃，早点让量变达到质变。如果每天吃一顿需要半年，那我顿顿吃，就只需要两个月吧。"

当时我有点哭笑不得："你除了调理身体，还需要保证身体的日常活动有足够的营养供给。顿顿都吃相同的食物，且不说你腻不腻，营养能跟得上吗？

"且不说你顿顿吃温补的食物会不会让身体上火，即便你这样做把脾胃虚寒的毛病调理好了，结果身体又出现各种虚证，你怎么办？继续这样做？"

这肯定是不对的。大家一定要记得，这个世界上，不存在完美的食物，万紫千红才是春。只有五色、五味、五性搭配，才能调和出最能满足身体需要的食谱来。除非是急病忌口期间，否则绝不建议大家饮食过于单一。

现代营养学建议我们每天吃20种不同的食物，如果做不到，至少也要努力满足这个目标。另外，即便你每天吃大拌菜，里面有十几种蔬菜，天天吃，这也是不对的。在后面的章节，我给大家讲食疗，讲各种食材和小食方的作用，是想让大家掌握基本的食物常识，尽量不要"胡吃""吃错"，甚至吃出病来。

至于食疗方案，我不大可能给你们，因为我不清楚你们每一个人的具体身体状况，以及年龄、性别、体重、既往病史、有没有药物干扰，不能就这样不负责任地制订食疗方案，更不可能告诉你们所有得某种病的人都要吃某种食物。只有最适合自己的搭配，才是完美的食谱。这一点，希望大家能够记得。

小食小材胜小药

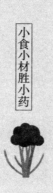

# 第三章

Chapter 3

## 15种常见慢性病,小食小材有大效

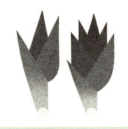

##  1. 糖尿病：苦瓜、黑木耳降血糖

提起苦瓜这个降糖明星，相信大家都不陌生。尤其是血糖、血脂异常者，我相信你们家餐桌上更是少不了苦瓜。

大家应该知道，糖尿病在中医里叫"消渴"，而中医认为，苦瓜性味苦寒，《救荒本草》等很多古医书中记载苦瓜可"止渴""主治烦渴、引饮"，所以对消渴之证有较好的疗效。这已经是人尽皆知的常识了，不需要我多说。

基本上，凡是没有脾胃虚寒症状的糖尿病患者，我都会建议他们适当吃一些苦瓜，既可以凉拌、炒菜、炖煮，还可以把新鲜的苦瓜晒干，研成粉末，每次取5～10克，温开水冲服代茶饮。有不少患者反馈，坚持一段时间以后，血糖慢慢变得稳定起来，波动越来越小。

至于另一种食物黑木耳，它的降糖效果也是非同一般的，明代大医李时珍在《本草纲目》中记载："木耳生于朽木之上，性甘干，主治益气不饥，轻身强志，并有治疗痔疮、血痢下血等作用。"

似乎古代医书中并没有提到它对降血糖有什么功用，但无疑我们一直都肯定它"益气不饥，轻身强志"的保健功效。而现代西方医学用小白鼠做实验发现，木耳多糖可以让小白鼠的葡萄糖耐受量和耐受量曲线得到明显改善，还可以减少得了糖尿病的小鼠对水的需求量。所以，对于血糖异常的人来说，黑木耳也是很不错的选择。

## ⊙ 我的食疗菜谱：

### 1. 蚌肉苦瓜汤

**材料**：苦瓜250克，蚌肉200克，荷叶10克，盐适量

**做法**：（1）准备材料：先把苦瓜洗干净，去掉瓤，切成段。蚌肉洗净切成薄片。

（2）锅中加水，大火烧开后，先放入荷叶稍煮，然后加入苦瓜，煮3分钟。

（3）等到苦瓜与荷叶八成熟，加盐，捞出荷叶，最后放入蚌肉稍烫即可。

**功效**：蚌肉苦瓜汤是降血糖的上品。苦瓜能清热、除烦、止渴，蚌肉能清热滋阴、止渴利尿。二者合用，特别适合糖尿病且脾胃阴虚有热的人食用。

**说明**：由于蚌肉和苦瓜都偏寒，所以素来身体虚寒的人不宜多吃。

### 2. 黑木耳炒蛋

**材料**：木耳100克，鸡蛋2个，大葱、盐、生抽适量

**做法**：（1）准备材料：用淘米水提前泡发好木耳，洗净，去蒂，撕成小块。鸡蛋打散，大葱切末。

（2）炒锅放油，烧热以后，下入打散的鸡蛋，成块后盛出。

（3）锅中放油，加入葱末爆香，然后放入木耳翻炒。

（4）木耳快熟时，加入一点水和生抽，汤汁即将收干时放入鸡蛋，加盐调味即可。

**功效**：黑木耳炒蛋营养丰富，适合体弱的糖尿病患者补充营养。

**说明**：李时珍在《本草纲目》中说："木耳乃朽木所生，得一阴之气，

故有衰精冷肾之害也。"所以，黑木耳虽然能补胃理气，但如果是严重肾阳虚的糖尿病患者，并不适合多吃黑木耳。

##  2. 高血压：芹菜、海带来帮忙

高血压和高血脂性质类似，似乎都是一种反映在数字上的症状，你要说它本身有多可怕吗？也未必，好像平日生活里你也不大能感受到它带来的负面影响。

于是，有一位患者这样跟我说："听说这降压药一吃就再也不能停，我可不想一辈子吃药。不就是血管受的压力大了点吗？没事，反正也死不了人，我就不管它了。"

这样想行不行呢？肯定不行，我跟他说："你人还年轻，才刚刚四十岁，现在的血压还不算高，体质也还好，你暂时感受不到它的危害。但是，如果血压持续居高不下，有可能会导致脑血管破裂、中风。而且，它还会对心脏、肾脏、眼睛造成慢性损害。你不怕血压高，总怕中风、心梗、肾衰吧？"

所以，知道自己血压高，就一定要注意控制，吃不吃药物这个要分情况，我现在不能一刀切地给大家药物方面的建议，但饮食方面倒是可以。

很多食物都可以帮助大家控制血压，比如，玉米须、菠菜、萝卜等，但我最推荐的两种食物，是芹菜和海带。

我们先来说芹菜，《本草推陈》说它"治肝阳头痛，面红目赤，头重脚轻，步行飘摇等症"，现代医学研究也证明了芹菜里的芹菜苷、佛手苷内酯和挥发油等物质，有降血压、防治动脉粥样硬化的药效。

而海带在中药里叫"昆布"，主要作用是"软坚散结，消痰利水"，古代中医没有血压高的说法，所以你不可能看到说某种食物可以治疗高血压。但现代医学实验已经明确证实，海带的海带氨酸具有降压作用。

另外，血压偏高的人，一定要注意饮食清淡，保证低盐低脂饮食，每天吃的食盐量（包括酱油、咸菜、咸肉等里面的盐分）不能超过6克，因为高盐高脂会加速血管的硬化、老化。所以，不管你炒什么菜、做什么饭，都要注意少放一点盐。

## ⊙我的食疗菜谱：

### 1. 香芹拌香干

**材料**：香芹200克，香干2块，盐、生抽、白糖、麻油适量

**做法**：（1）准备材料：芹菜洗干净，择去叶子切成段，但叶子不要丢掉。

（2）锅中加水烧开，放入芹菜茎焯熟，放入芹菜叶略烫。水里面可以放一点点油和盐，让芹菜保持色泽。

（3）香干在开水中略烫，切成0.5厘米宽的丝。

（4）把芹菜和香干放在一起，加入盐、生抽、白糖、麻油搅拌即可。

**功效**：这道菜可以清热泻火，平肝降压。

**说明**：大家如果能接受清淡的味道，这道菜建议大家可以不放盐和生抽。

### 2. 海带茶

**材料**：海带适量，开水适量

**做法**：（1）准备材料：把海带洗干净，尽可能切成细丝，最好如茶叶般细碎。

（2）将切好的海带丝放入适量凉白开中，浸泡一夜。

（3）第二天早晨起来饮用即可。如果嫌凉，可以隔水加热。

功效：这道茶制作方便，适合高血压人群长期饮用，帮助控制血压。

说明：脾胃虚寒的人和孕妇，不可以多喝。

 **3. 高血脂：燕麦、山楂降脂小能手**

除了少数先天性的以外，我们日常生活中见到的大多数高血脂者，都是后天形成的血脂代谢紊乱。刚开始的时候，如果不做检查，可能你根本不知道自己血脂异常。然而随着症状越来越严重，有可能出现动脉粥样硬化、冠心病、胰腺炎严重危害安全的疾病。

所以，对于血脂异常，大家可不能掉以轻心。我相信大家应该也知道，"清淡"才是高血脂者应该遵循的饮食原则。食物中油脂含量过高，对高血脂一定是雪上加霜。

然而，对于很多吃货来说，这简直是难以接受的事。于是会有不少患者问我："我的血脂居高不下，可又管不住爱吃肉的嘴，中医有没有什么好办法，既降脂又不用戒肉呢？"

我的回答是："戒肉倒不至于，并不是说你这辈子都不能再吃肉。毕竟，肉类和油脂有其他食物无法代替的营养，只是，你一定要控制量，而且要尽可能少吃或者不吃大肥肉。"

很多人认为高血脂就是血液中的脂肪含量高，这是不准确的，它其实是血液中的胆固醇（TC）或甘油三酯（TG）过高，或者两者都高。或者，血液中的高密度脂蛋白胆固醇（HDL-C）过低。

因此，想要让血脂正常，我们需要做的是降低坏胆固醇的含量，提高好胆固醇的含量，所以并不是不吃肥肉那么简单。当然，明明血脂代谢异常，还大鱼大肉不忌口，那肯定也是不对的。

在高血脂的食疗方面，我特别向大家推荐两种食材：燕麦和山楂。

中医认为燕麦性味甘、温，可以补益脾胃、止血去虚汗，认可它的药用价值，但并没有把它抬到西方营养学那么高的位置。

目前在美国和欧洲许多国家，都特别推崇燕麦中的β葡聚糖，既可以降低血液中坏胆固醇含量，同时还不会影响到好胆固醇的水平，是高血脂人群特别理想的食物。

另一种食物是山楂。山楂的开胃功效大家都知道，但它不仅可以消食健胃，还可以活血化瘀。这种活血化瘀的作用，还可以清理血管内瘀滞的废物，从而达到通畅血管的作用。

而现代医学已经证实，山楂提取物，能够降低患有动脉粥样硬化的兔子血液中的胆固醇和脂质，提高卵磷脂的比例。所以，山楂降血脂的功效是有目共睹的。

## ⊙我的食疗菜谱：

### 1. 燕麦什锦果粒

**材料**：燕麦片2汤匙，黑芝麻粉1汤匙，苹果1/4个，香蕉半根，橄榄油适量

**做法**：（1）准备材料：把苹果洗净切成小丁，香蕉切成丁。

（2）锅中加水烧开后，倒入燕麦片，略煮2分钟，然后倒入黑芝麻粉搅拌。

（3）将苹果丁和香蕉丁倒入燕麦黑芝麻粥中，煮开后出锅，滴入两滴橄榄油即可。

**功效**：苹果和香蕉也可以换成其他水果，但不能煮太久。此粥适合作为

早餐食用，营养丰富而且有利于降低胆固醇、养护心血管。

**说明：** 燕麦是粗粮，不太好消化，所以要少量、多次食用，每次不要超过40克。

### ② 山楂核桃饮

**材料：** 山楂50克，核桃150克，蜂蜜适量

**做法：**（1）准备材料：把山楂洗净切开，去掉籽。核桃仁洗干净。

（2）把洗净的山楂和核桃仁放入料理机，加适量清水搅拌成糊状。

（3）把山楂核桃糊倒入锅中，加适量清水，用小火加热。

（4）水开后，小火继续加热，用勺子不断搅拌，以防止粘锅。

（5）煮5分钟左右出锅，晾凉后加入蜂蜜搅匀即可食用。

**功效：** 不仅有助于降血脂，还可以润肠通便，治疗女性痛经。

**说明：** 中医认为山楂只消不补，所以吃山楂应有所节制，脾胃虚弱者更是不宜多吃。

## 4. 痛风：黄瓜、冬瓜助你排出尿酸

前不久，一位笃信中医的痛风病人来找我看病。来的时候，他因为右脚疼痛不能下地，是由家人推着轮椅进到诊室的。我给他开了中药，并嘱咐他回家后的注意事项，另外还建议他多吃生黄瓜、冬瓜帮助排出尿酸。这位患者服药两周后，脚就完全不疼了，多次打来电话，很是感谢我，还对我的食疗方大加赞赏。

那么，小小的黄瓜，怎么会有如此大的作用呢？这就要从痛风的病理变化说起。中医认为痛风属于"痹症"范畴，起因也分为很多类型，比如，寒湿痹阻型、湿热痹阻型、痰阻血瘀型、血热毒侵型、肝郁乘脾型、脾虚湿阻型、肝肾亏虚型等，需要辨证施治。

而西医认为，痛风是由于体内的嘌呤代谢出现障碍，导致尿酸生成过多，或者尿酸排泄出现障碍，引起血液中尿酸升高。然后尿酸盐结晶沉积关节或其他组织中，导致关节剧烈疼痛。而且，它会反复发作，不仅特别疼，还有可能导致关节畸形，让人出现行动障碍。

所以，治疗痛风，最关键的就是尽快排出尿酸盐，并且要保证尽可能少地形成新的尿酸，这就需要限制喝酒，少吃高嘌呤食物（以肉类为主，尤其是动物内脏），多吃低嘌呤食物（主要是果蔬）。而其中，冬瓜、黄瓜等蔬菜，排尿酸的效果就相当好。

我们先说冬瓜，它可以利尿、清热、化痰、解渴，所以在治疗肾炎、水肿膨胀、痰喘、暑热、痔疮等病症方面都有疗效。而且，《随息居饮食谱》说它："若孕妇常食，泽胎儿毒，令儿无病。"可见，冬瓜是非常安全的食物，孕妇都可以经常食用。

而黄瓜，中医认为它味甘、甜、性凉、苦、无毒，入脾、胃、大肠；具有除热、利水利尿、清热解毒的功效，主治烦渴、咽喉肿痛等。它清热解毒的功效，可以祛风热止疼痛。

西医更是肯定黄瓜降低体内尿酸水平的功效，药理实验表明，黄瓜中所含的硅，有助于增强关节结缔组织的健康，可以很好地减轻关节炎和痛风疼痛。

### ⊙我的食疗菜谱：

**1. 黄瓜胡萝卜汁**

**材料**：黄瓜1根，胡萝卜1根

做法：（1）准备材料：把黄瓜、胡萝卜去掉头尾；

（2）把黄瓜和胡萝卜放入榨汁机，按说明操作；

（3）将榨好的汁液倒入杯中即可。

功效：黄瓜与胡萝卜汁同食，口感好，而且可以降低体内尿酸水平，有效缓解关节炎和痛风疼痛。

说明：你还可以拿黄瓜拌凉菜，但不管怎样，黄瓜都不要削皮，认真清洗后带皮一起生吃，排酸效果才会更好。

### 2. 冬瓜汤

材料：冬瓜250克，小葱、姜、盐适量

做法：（1）准备材料：将冬瓜洗净，去皮，切片。小葱和姜切成末。

（2）锅中加水，放入冬瓜和姜末，大火烧开后转小火，焖煮2分钟。

（3）加适量盐，撒上葱花即可。

功效：这道汤非常清淡利水，适合肾病、水肿、痛风患者经常食用。

说明：冬瓜性寒，脾胃虚弱、肾脏虚寒、久病滑泄、阳虚肢冷以及女性经期要慎食。

 ## 5. 慢性便秘：香蕉、苦荞来清肠

如今我们很多人的日常饮食过于精细，而且缺乏锻炼，很容易便秘，所以很多人对它都不是太在意。的确，便秘虽然不是什么大问题，但如果长期便秘，危害还是很大的。

有一次，我帮一名女性调理身体的时候，问她是不是长期便秘，她还挺难为情，不好意思地承认了。其实从她晦暗的脸色、脸上的斑点，以及把脉的情况很容易就看出来了。

我问她是怎么处理这个问题的，她说朋友从日本带了小药丸回来，只要吃一颗，第二天一定会顺利排便，但药丸只管一天，第三天就不行了。她隔三岔五会吃一颗，保证不会长时期不排便。

靠吃药才能顺利排便，这肯定不是长久之计，她自己也很清楚。但是该如何改变这种情况，她心里也没谱。用她的话说："我根本没时间运动，吃的东西也少，排便不规律很正常，我自己知道这样不好。但是生活状态暂时无法改变，您还是给我靠谱点的建议吧。"

我告诉她，这种超过了六个月的便秘，已经是慢性便秘了。这种不是器质性病变导致的便秘，通过改变生活习惯和饮食习惯，可以得到很好的改善。所以我劝她从饮食上改变，即便每天都在外面吃快餐，点菜的时候多留心，再加上合适的水果，慢慢也能调养好。

过了一段时间以后，她再来问诊，我看到她的气色明显好多了。没等我问，她主动告诉我，说排便情况得到了很大改善，囤积的小药丸估计是要放过期了。

我给她的建议很简单，就是每天早晨在早餐中加一只香蕉，把白天喝的各种饮料换成苦荞茶。为什么要这样做呢？

香蕉大家都知道，那是大名鼎鼎的通便水果，它味甘性寒，可以清热润肠，促进肠胃蠕动，慢性便秘、痔疮出血者，都可以吃点香蕉。

但是大家一定要注意，想要防治便秘，你吃的一定要是熟透的香蕉，最好是表皮已经长出芝麻点的那种。如果香蕉还没有熟透，吃起来有涩口的感觉，那么它不仅不能通便，相反还会加重便秘症状。

至于苦荞，李时珍在《本草纲目》中记载："苦荞味苦，性平寒，能实肠胃，益气力，续精神，利耳目，炼五脏渣秽"，民间还有称它为"净肠草"的说法。

一个"炼五脏渣秽"，瞬间让人觉得似乎整个身体里的毒素全都让它给打扫干净了，更何况是肠道里的呢？所以，清肠食物中，除了众所周知的香蕉，苦荞也是非常好的选择。

苦荞虽然有个"苦"字，但苦味很淡，反而散发着一种谷物的淡淡清香味儿。食用苦荞最简便的方法就是炒制焦黄后做成茶饮，除此外还可以用苦荞面做各种面食糕点，在做面点时适当加入些苦荞面，不仅可以让口感更好，还可以帮助清肠。

## ⊙我的食疗菜谱：

### 1. 香蕉奶昔

**材料**：香蕉1根，牛奶200毫升

**做法**：（1）准备材料：香蕉去皮，切块。

（2）把香蕉块放入料理机的搅拌杯中，倒入牛奶。

（3）把香蕉和牛奶用料理机打匀即可。如果喜欢甜一点，可以适量加糖。

**功效**：这道甜点不仅营养丰富、美味，而且可以很好地润肠通便养颜。

**说明**：香蕉性寒，体质偏虚寒的人，以及肾炎患者，要慎吃香蕉。

### 2. 苦荞茶

**材料**：苦荞5克，开水适量

**做法**：（1）准备材料：把苦荞用冷水冲洗干净。

（2）在干净的玻璃杯中放入苦荞，用适量开水冲泡，等待3～5

分钟即可。

**功效**：可以缓解习惯性便秘，并且适合肥胖者经常饮用。

**说明**：虽然苦荞对慢性胃炎和胃溃疡有辅助治疗作用，但苦荞偏寒，所以胃寒的人不适合多喝。

## 6. 慢性腹泻：乌梅、荔枝止泻强

有人便秘，有人腹泻，便秘的人痛苦，腹泻的人更加痛苦。

有一次，偶然听到诊室外面两个患者闲聊，其中一位说："我是来看习惯性便秘的，便秘实在太痛苦了，特别想念拉肚子的感觉。"另一位患者则赶忙劝他道："您可别这么想，拉肚子才叫痛苦呢，一天跑好几趟厕所，人都快虚脱了。"

只要是来医院看病的患者，肯定都是很痛苦的，慢性腹泻的患者也不例外。和便秘一样，腹泻也只是一种症状，背后的病因很多。可以是因为寒湿中阻，也可以是大肠湿热，还可能是食积停滞，也可能是肝郁脾虚，还有可能是脾肾阳虚。

既然病因不同，治疗起来肯定要辨证施治。所以，如果是超过2个月以上的腹泻，也就是慢性腹泻，建议大家找医生好好诊断一下，看看身体是否需要整体调理。

如果是因为腹泻难受单纯要止泻，我倒是有一些食材推荐给大家。一个是乌梅，它不仅是好吃的果脯，同时还是一味很好的中药。大家吃乌梅的时候，会感觉到它有酸涩的滋味，那就对了。乌梅原本就味酸、涩，性平。在中医看来，凡是有这种酸涩味道的食物，都有收敛的作用。

所以，乌梅可以起到敛肺止咳、涩肠止泻的作用，从而能够很好地治疗久咳久泻。另一方面，乌梅入肝经，能够收敛肝阳，从而达到条畅肝气、缓解压力、放松心情的作用，所以更加适合慢性腹泻的患者服用。

另一个就是荔枝。很多人只知道荔枝好吃，不知道它还能止泻。事实上，荔枝性温，归脾经，有生津益血、健脾止泻、温中理气等功效。所以，它也可以很好地补脾益血，治疗因为脾虚导致的久泻。但是大家一定要注意，荔枝针对的是脾虚型腹泻。如果是因为别的原因导致久泄，那它就爱莫能助了。

## ⊙我的食疗菜谱：

### 1. 山楂乌梅饮

**材料**：山楂干30克，乌梅15克

**做法**：（1）准备材料：把山楂、乌梅清洗干净。

（2）锅中加水大约1500毫升，凉水放入山楂、乌梅，大火烧开。

（3）转小火煎煮约1小时，待到汁液剩下约1000毫升时关火。

（4）将晾凉的山楂乌梅汁过滤，去掉渣滓，装入干净玻璃瓶中，放入冰箱储存。

**功效**：不仅可以止泻，还可以辅助降血脂，尤其适合夏天饮用。但不宜多食久食。

**说明**：煮好的山楂乌梅汁，可以冷藏，然后分成4次，两天之内饮用完。

### 2. 荔枝红枣汤

**材料**：荔枝干7个，红枣7个，红糖适量

**做法**：（1）准备材料：把荔枝去壳，红枣清洗干净。

（2）锅中加水，放入荔枝和红枣，大火烧开后，小火焖煮约半小时。

（3）再加入红糖稍煮片刻，关火即可。

**功效**：荔枝和红枣同煮，甜香适口，既可以补脾益肝，还可以补血，尤其适合脾虚久泄的女性服用。

**说明**：荔枝属于温性食物，吃多了容易上火，所以也不适合多食久食。

##  7. 胃胀气：萝卜、金橘消胀好处多

小时候我只要着凉肚子胀，家里的老人就会给我吃几片萝卜，一会儿工夫，肚子就舒服很多。当时我觉得萝卜真是神奇啊，还不能理解其中的道理，习医以后，才真正了解到萝卜的好处。

这种号称"小人参"的便宜蔬菜，具有很强的行气功能，不仅能够消积滞、化痰热、下气、宽中、健胃、解毒，而且还能治疗食积胀满、呕吐反酸等。

《四声本草》中记载："凡人饮食过度，生嚼咽之便消。"《本草纲目》也说：萝卜"主吞酸，化积滞，解酒毒，甚效"。所以，对于消化不良、积食导致的腹胀，萝卜尤其管用。

为什么我们会感觉胃胀呢？这其实往往是胃气失降，属于暂时状况，所以即便你不去管它，过一阵儿等到胃气顺和，自己也就好了。但是如果反复

胃胀，就应该及时看医生了。

通常情况下，医生都会从疏肝理气、解郁安神、调和肠胃三方面入手。比如我小时候一吃萝卜就能缓解的那种胃胀，只需要调和肠胃。但现在的不少患者，尤其是女性，往往一生气的时候胃就胀得难受，那就得疏肝理气了。

不过，不管哪种原因出现的胃胀气，由于体内的气体需要排出来，所以白萝卜倒是都可以通过自己下气的功效来缓解。不过，大家可能也有经验，吃完白萝卜以后会出现不停排气的现象，有时候未免显得尴尬。不过，气体排出来，腹胀也就消失了。

除了白萝卜，我还向大家推荐金橘。金橘能够理气、解郁、化痰、除胀、醒酒，《本草纲目》称它"下气快膈"。《随息居饮食谱》也说它："金橘醒脾，辟秽，化痰，消食。"所以，不管是气滞还是食滞导致的腹胀，我们都可以请金橘来帮忙。

如果说白萝卜和金橘是大家缓解胃胀气应该适量多吃的食物，那么，汽水、可乐等碳酸饮料，以及豆类及豆制品、洋葱、红薯等容易产气的食物，大家在腹胀期间也要尽量避免食用。

## ⊙我的食疗菜谱：

### 1. 白萝卜蜂蜜水

**材料**：白萝卜100克，蜂蜜适量

**做法**：（1）准备材料：白萝卜洗干净，去皮切成块。

（2）锅中加适量水，把白萝卜煮熟后捞出。

（3）等到汤汁晾凉，加适量蜂蜜调味，连汤一起食用。

**功效**：宽中理气治胃胀，而且可以补益肺肾。

**说明**：白萝卜下气，同时也会泄气，所以身体健康的时候不可以食用太多。如果是气虚之人就更不能吃萝卜,否则会导致气更虚。而且萝卜是寒凉蔬菜,阴盛偏寒体质者、脾胃虚寒者不宜多食。

### 2. 金橘饼

**材料**:新鲜金橘1000克,白糖适量

**做法**:(1)准备材料:金橘洗干净并且晾干,或者用厨房纸擦干。然后去蒂,用小刀在每个金橘上纵向划五六刀,并且去掉籽。

(2)锅中加水,放入金橘和白糖,大火烧开后,转小火熬煮,并且要不断搅拌,直至汤汁浓稠,金橘变至半透明时关火。

(3)把煮好的金橘取出,可以自然晒干,也可以用烤箱烘干。

(4)将几乎完全干燥的金橘上面撒一层细砂糖,放入冰箱保存即可。

**功效**:酸甜可口,理气化痰治胃胀。

**说明**:大家也可以吃新鲜的金橘,但这种金橘饼保存比较方便,腹胀的时候拿出来吃一两颗就可以。

# 8. 慢性胃炎:山药、小米最相宜

有一次去亲戚家做客,晚上被邀请留下来吃顿家常饭。他们家的女儿不喜欢喝粥,妈妈劝了好几次,这才勉强喝了几口。这位亲戚说,他家姑娘有

慢性胃炎，老一辈都说小米粥养胃，所以家里经常给熬小米粥，可孩子都长到三十了，就是不信这一套。

他想，如果我以一个医生的角度来劝她，应该能听得进去吧。于是吃过饭后，我和她深聊了一番。她自己都年近三十了，什么道理不懂啊，但就是不信邪，说难听点就是不见棺材不掉泪，仗着自己年轻身体好，就不把健康当回事。

尽管已经得了胃病，但也只是发作期间稍微忌一下口，不难受以后马上就忘了自己有慢性胃炎。老人说她吧，她嫌烦，根本听不进去。拿胃癌吓唬她也没用，她的回答是："人固有一死，老了总会有各种毛病。"

知道是这种情况，我也没有多啰唆，只跟她说了一句："脾胃才是年轻美丽的根本，没有它们吸收的营养滋润，人这朵花很快就枯萎了，抹再多护肤品也不管用。"

结果不出所料，她果然听进去了。姑娘家嘛，都爱美，尤其是大龄单身女性，大多数都很在意自己会不会显老、会不会变得不漂亮。所以我这话是说到她心坎上了，也就奏效了。

我虽然用了技巧，但没有骗她，的确是这样，脾胃的健康，是身体健康美丽的根源。虽说十人九胃，但千万别拿胃病不当回事，且不说胃病恶化之后会出现的胃溃疡、胃出血、胃穿孔等，单从各种食物的消化吸收角度来看，胃都一定要好好养护。

其实胃的包容性非常强，它喜温，除了生冷、刺激性强的食物，别的它都会欣然接纳。但是这里我重点给大家介绍两种食物：山药和小米。

小米粥养胃已经是众所周知的常识了，名医李时珍在《本草纲目》中说小米能"治反胃热痢，煮粥食，益丹田，补虚损，开肠胃"，北方至今还有给产妇喝小米粥的习惯，就是看中了小米的高营养价值。

而山药味甘性平，归脾、肺、肾经，有补脾养胃、生津益肺、补肾涩精的功效，其中补脾养胃的功效最为显著。它可以平补脾胃，不管脾胃有没毛病，都可以适当吃一些。胃胀的时候吃点山药，可以促进消化。平时吃点山药，有助于改善脾胃的消化吸收功能。

### ⊙我的食疗菜谱：

**1. 小米山药粥**

**材料**：小米50克，山药100克

**做法**：（1）准备材料：把山药洗净，去皮，切成片状。小米洗干净。

（2）锅中加水，将山药、小米放入锅中，大火烧开以后转小火。

（3）熬煮大约半小时，待米粥软烂即可。

**功效**：小米和山药都能补脾胃，可以治疗消化不良，补养脾胃。

**说明**：如果你喜欢甜口，可以加入几颗大枣。如果你对山药过敏，只喝小米粥也是可以达到补脾益胃的效果的。

**2. 果汁山药泥**

**材料**：山药200克，苹果半个，香蕉半根，蜂蜜或酸奶适量

**做法**：（1）准备材料：把新鲜山药洗干净，去皮。把苹果、香蕉也洗净切块。

（2）把山药上锅蒸熟或者煮熟，然后捣碎成泥。

（3）把香蕉和苹果放入搅拌机，搅拌成果泥。

（4）把果泥和山药泥混合在一起，加入适量蜂蜜或酸奶搅匀即可。

**功效**：这道甜点营养丰富而且好消化，可以作为中老年人养胃的下午加餐或者晚饭。

**说明**：山药如果一次吃得太多，可能容易胀闷，所以也应该少吃。

##  9. 消化性溃疡：蜂蜜、甘蓝抗菌养胃

我之所以说是"消化性溃疡"，因为这种疾病不仅仅包括胃溃疡，还包括十二指肠溃疡。这样一说，大家对它应该都不陌生吧？这是一种常见病、多发病，我们身边很多人都饱受困扰。

要说起和食物关系最为直接的器官，肯定非肠胃莫属。所以，对于胃肠类疾病，食物调理更加重要。而且，这种疾病，不管你是服用西药还是中药，都非常难以巩固疗效，它会反复发作。因此，通过食物调理脾胃，提高身体自身抵抗外邪内火的能力，对溃疡的治疗意义重大。

这里我给大家推荐两种食物，一种是蜂蜜，另一种是甘蓝。

蜂蜜大家都不陌生，虽然不同种类的蜂蜜，营养成分和药效相差很大，但它们的共同特点是营养丰富，外用美容养颜，内服可以治疗各种慢性疾病。就胃病来说，蜂蜜的主要作用表现在两方面。

首先是它能抗菌消炎、促进组织再生。天然的纯正蜂蜜，就算不冷藏，在常温下放置好几年也不会坏，这是因为它自身防腐杀菌的能力非常强。这种强大的抗菌能力，可以帮我们防止感染，促进伤口愈合，所以也有利于消化性溃疡面的愈合。

另一方面，蜂蜜对胃肠道的功能有调节作用，它既可以增强肠蠕动，帮

助通便,更能帮助胃酸正常分泌,也会减轻胃痛和胃灼烧的感觉。所以,经常吃点蜂蜜,对消化性溃疡有很好的辅助治疗作用。

至于甘蓝,如果你不熟悉这个名字,那对莲花白、卷心菜、包菜、圆白菜应该不陌生吧?它们是同一种蔬菜,被誉为"天然胃菜"。《千金·食治》说它"久食大益肾,填髓脑,利五脏,调六腑",对五脏六腑都大有好处。

现代营养学则认为,甘蓝中所含的维生素$K_1$和维生素U,不仅能够保护并且修复胃黏膜组织,而且还能够帮助胃部的细胞保持活跃,降低胃溃疡发生病变的概率。所以,有胃病的朋友,不管有没有胃溃疡,都可以考虑适当多吃点甘蓝。

### ⊙我的食疗菜谱:

#### 1. 蜂蜜水

**材料**:蜂蜜、温开水适量

**做法**:在适量蜂蜜中加入温开水,充分搅拌后,小口喝下即可。

**功效**:润肠养胃,最好选择桂花蜜、五味子蜜、枣花蜜、柑橘蜜、芝麻蜜,养胃功效更好。

**说明**:吃蜂蜜的忌讳很多,所以最好单独食用,也最好空腹饮用,让蜂蜜可以全面接触胃壁。

#### 2. 甘蓝汁

**材料**:甘蓝250克,蜂蜜适量

**做法**:(1)准备材料:将甘蓝洗净,撕或者切成小块,稍稍晾干。

(2)把甘蓝片放入榨汁机,加入少量凉白开后榨汁。

**功效**:止痛生肌,促进胃溃疡与十二指肠溃疡的愈合。

**说明**：和大白菜相比，甘蓝质硬，含的粗纤维多而且粗糙，不太好消化，所以一定要切细、多咀嚼，并且适当延长烹饪时间，榨汁喝是不错的选择。最好空腹饮用。

##  10. 脂肪肝：用苹果、荷叶减肥消脂

随着大家的生活水平越来越高，这脂肪肝的队伍也在不断壮大。很多身材肥胖的人，尤其是男士，一体检就发现自己已经是脂肪肝了。不管你是吃肉吃出来的，还是喝酒喝出来的，又或者是糖尿病或者肥胖导致的，只要有了脂肪肝，就一定要注意饮食调理了。

因为，就目前的医疗水平来说，你还找不到什么药物可以一吃就好，帮你永久解决脂肪肝问题。虽说轻度脂肪肝早期基本上没啥表现，你不会觉得身体有什么明显难受的地方。即使再发展下去，到了中度，可能也只是胃口不好，或者觉得恶心。

但是，如果放任不管，任由它继续发展下去，可能会导致肝纤维化，最终甚至发展成肝硬化或者肝癌，严重威胁到我们的生命安全。所以，大家别觉得脂肪肝很常见，就对它掉以轻心。但同时大家也别太害怕，只要控制得当，脂肪肝并不可怕。

我有一位亲戚，一米八的个子，体重一百八，我常常劝他控制一下体重，他仗着年轻，老是满不在乎。结果，才二十多岁，就检查出了中度脂肪肝。这下他可急了，当天晚上就跑到我家："这可怎么办啊？我以后是不是

就不能吃肉了？听说肝病特别可怕……"

一番安抚以后，我建议无肉不欢的他，以后要多吃点蔬菜水果。肉和油不是不能吃，但要严格控制分量。而且，得减减肥。

一听又要减肥，他马上变成了苦瓜脸，以往无数次减肥失败的教训，让他对减肥有了心理阴影："老是吃不饱，天天饿得两眼发直，这体重也不见减轻。"

可是听到我的方案以后，他又高兴起来了。因为我没有让他天天饿着，而是让他在八分饱的基础上，每天坚持吃一个苹果，另外，把饮料换成荷叶茶。

大家都知道，如果出现脂肪肝症状而且身材肥胖，减肥是很重要的。那为什么我没有让他迅速减肥呢？因为减肥固然重要，如果一下子减得太猛，一个月减掉十斤、二十斤，对身体好吗？肯定不好。

西医认为，体重减得太快，有可能引起肝细胞脂肪样变性或空泡样变性，反而会损害肝脏。而在我们中医看来，不管你用什么原因把体重迅速减下来，都会伤及脾胃和气血，对身体的各个脏腑都有或多或少的伤害，而且还会让身体的抗病能力下降。

这也就是为什么我不主张急需减肥的他快速减重，身体的健康是一个全面状态，不能顾头不顾脚对吧？所以我给他推荐苹果和荷叶茶，它们都能帮忙减重、消脂，辅助治疗脂肪肝。

先说苹果吧，唐代药学家孟诜在《食疗本草》中说苹果"主补中焦诸不足气，和脾"，《医林纂要》说它"止渴，除烦，去瘀"，《随息居饮食谱》说它"润肺悦心，生津开胃"。凡是热病口渴，都适合吃苹果。而在中医看来，脂肪肝的根本病因是"脾虚痰湿内阻"，所以调养脾胃、除湿祛瘀是治疗脂肪肝的关键，而苹果就是上佳之选。

从营养学的角度来看，苹果的含糖量比较低，而且能增加饱腹感，饭前吃个苹果，可以让你不自觉地少吃一些食物。而且，苹果还有降低胆固醇的作用，脂肪肝人群应该多吃。

我们再说荷叶，《本草纲目》中说荷叶能"升发元气，补助脾胃"。它可以升阳健脾、和胃降浊，引导痰浊脂肪排出。所以，也是脂肪肝的食疗佳品。

## ⊙我的食疗菜谱：

### 1. 西柚苹果汁

**材料**：苹果1个，葡萄柚半个，白开水、蜂蜜适量

**做法**：（1）准备材料：将葡萄柚洗干净，去皮，扒出果肉，去掉筋膜。苹果也洗干净，去皮去核，切成小块。

（2）把葡萄柚果肉和苹果块一起放到搅拌机里，加入适量凉开水。

（3）按照搅拌机的用法，把它们榨成果汁，然后调入蜂蜜即可。

**功效**：葡萄柚是高血压、心血管疾病患者以及想要减肥塑身者非常理想的食疗水果，它和苹果的糖分都很少，都很适合脂肪肝人群食用。

**说明**：葡萄柚的筋膜口感有点苦，但可以去火，如果体内有火，可以留下筋膜。

### 2. 山楂荷叶茶

**材料**：山楂干15克，干荷叶12克，冰糖适量

**做法**：（1）准备材料：把干荷叶、山楂洗净，用清水浸泡30分钟。

（2）把山楂、荷叶与之前浸泡的水一起放入锅中，大火烧开。

（3）转小火煮约5分钟，加入冰糖搅拌，然后关火，盖上锅盖焖10分钟即可。

**功效**：山楂可以消食散瘀，荷叶祛湿消肿，能帮人轻松减肥瘦身。

**说明**：干荷叶也可以换成鲜荷叶1张。经期和孕期的女性慎饮这款茶。

## 11. 胆结石：金钱草、蒲公英利胆排石

在久坐不动的城市女性白领中，胆结石的发病率非常高。有些人是因为太喜欢安静很少运动，有些人是因为长期不吃早餐，还有些人是饭后喜欢吃零食，当然也有可能所有容易导致胆结石的因素，在你身上都具备。那么，得胆结石也就一点都不让人意外了。

结石这种东西，如果它静止不动，你根本没感觉，可是一旦它让你察觉的时候，你就会感觉到疼痛，要么是上腹部隐痛，要么是让你肝胆绞痛，甚至引起急性或慢性胆囊炎。

对于胆结石，需不需要做手术，建议大家遵医嘱，但是不管怎样，在饮食方面，大家一定要格外注意。

一方面，我们要慎吃胆固醇含量高的食物，比如动物的心、肝、脑、肠以及蛋黄、鱼子和巧克力等食物；也不能吃太多肥肉、油炸食品等高脂肪食物；大鱼大肉、辛辣刺激的食物以及烟、酒、咖啡等，都不适合多吃。

另一方面，得了胆结石，要多喝水，多吃富含维生素的果蔬，多吃些富含优质蛋白的食物，炒菜的时候也尽量用植物油，还要适当多吃一些能够促进胆汁分泌作用的食物，比如山楂、乌梅等酸性食物。

至于可以作为日常食疗的食材，我向大家推荐金钱草和蒲公英，这两种

植物，对胆结石病情的缓解，都有相当好的效果。

先说金钱草吧，它在长江以南各省很常见，主要功效就是预防结石和利胆排石，因为它能够清热利尿、祛风止痛、止血生肌、消炎解毒，所以对各种肝炎、胆囊炎以及胆结石，都能非常好地防治。而且，还可以外洗治疗风湿性关节炎、肩周炎，所以我希望大家能认识这种植物，并且善加利用。

另一种是蒲公英，大家对它可能更熟悉一些，在很多清热解毒的中成药中都能看到它的身影。除了清热解毒凉血，蒲公英对肝胆的养护效果也很好，有利尿、缓泻、退黄疸、利胆等功效，所以对于胆结石以及胆囊炎、慢性胆囊痉挛患者，都可以把它作为食疗佳品。

### ⊙ 我的食疗菜谱：

#### 1. 金钱银花炖瘦肉

**材料**：干金钱草80克，金银花60克，猪瘦肉600克，黄酒20克

**做法**：（1）准备材料：把金钱草与金银花用清水冲洗，除去浮灰。猪肉切块。

（2）将洗干净的这两种草药，用干净纱布包好，和猪肉一起加水，放入汤锅中。

（3）大火烧开后，加入黄酒，转小火炖2小时即可关火。然后取出药包，喝汤吃肉。

**功效**：清热解毒，利胆消石，适合胆囊炎、胆管炎、胆结石患者食用。

**说明**：阳虚外寒、脾胃虚弱者请遵医嘱。如果用鲜金钱草，分量在200克左右即可。如果用鲜金银花，150克左右即可。

#### 2. 蒲公英粥

**材料**：新鲜蒲公英40克，粳米40克，冰糖适量

**做法**：（1）准备材料：把蒲公英淘洗干净，切碎。

（2）锅中加水，放入蒲公英，大火烧开后，转小火熬煮10分钟，然后关火，去渣，倒出汁液。

（3）把煎好的蒲公英汁和粳米一起煮粥，煮好后加适量冰糖调味即可。

**功效**：辅助治疗胆囊炎、胆结石。

**说明**：如果没有新鲜蒲公英，也可以换作干蒲公英15克。因其性微寒，故脾胃虚寒者慎食。

 ## 12. 慢性肾炎：自古鲫鱼、鲤鱼能治水

俗称"腰子病"的慢性肾炎，虽然发病原因、起病方式各有不同，但共同特点是病情都会持续很久，而且会有不同程度的肾功能减退。

我们常见的慢性肾炎，虽然病情表现相对比较稳定，但一般都会出现轻度至中度的水肿和高血压。高血压是另一种病症，这里暂且不谈，我们先来说说让人头疼的水肿。

我楼下的邻居老贾，前年因为腿肿到医院检查，查出来是肾病综合征。住院治疗后，症状消失出院，结果在家待了半个月，腿又肿起来了，去医院检查，各项指标都还算比较正常。老伴儿劝他再住院治疗，可老贾就是不肯，回家路上正好遇见了我，于是问我中医有没有消肿的好办法。

中医当然有消肿的办法，而且方法既简单又美味，我推荐他的方法就是喝鲫鱼汤和鲤鱼汤。老贾听到这个方法后十分诧异，这不是催奶的汤吗？怎

么还能治水肿呢？我教给他具体操作方法后，让他安心回家喝汤，将信将疑的老贾坚持喝鱼汤一周后，喜笑颜开地来我家道谢，一个劲儿地说："这下奶的汤还真管用，水肿都消了。"把我们逗得合不拢嘴。

为什么慢性肾炎要多喝鱼汤呢？从现代营养学的角度来说，是为了补充蛋白质的不足。因为肾病患者，蛋白质会从尿中不断流失，所以一定要保证食物中有充足的蛋白质。

但是，这并不意味着他们应该吃高蛋白食物，否则可能增加肾小球压力，导致肾小球加速硬化。尤其是肾功能不全氮质血症患者，更应该限制蛋白质和磷的摄入量。而鱼汤营养丰富，蛋白质容易吸收，所以是慢性肾炎患者比较理想的食物。

而从中医角度来看，鲫鱼味甘、性平，有健脾开胃、益气利水、通乳除湿的功效。鲤鱼味甘、性平，有补脾健胃、利水消肿、通乳清热的功效。它们都特别适合治疗慢性肾炎水肿、肝硬化腹水、营养不良性水肿等。

需要说明的是，慢性水肿病很容易复发，因此在坚持服用鲫鱼汤、鲤鱼汤的同时，也一定要按医嘱服药，定期去医院复查。

## ⊙我的食疗菜谱：

### 1. 冬瓜鲫鱼汤

**材料**：鲫鱼1条，赤小豆60克，黄芪30克，葱白一段，生姜一块，花椒10克

**做法**：（1）准备材料：把鲫鱼剖洗干净，用厨房纸吸干表面水分。赤小豆提前用清水浸泡一夜备用。

（2）把所有材料放入锅中，加适量水，大火烧开后，用小火慢炖40分钟。

（3）加入少量盐，再炖3分钟左右，即可出锅。

**功效**：赤小豆、黄芪使得鲫鱼汤消肿的效果倍增，此汤可以补脾益气，

利水消肿，适合各种急、慢性肾炎导致的水肿。

**说明**：除了正在感冒发热的患者，鲫鱼适合绝大多数人食用。但是中药中的麦冬、厚朴、沙参，以及茶、鸡肉、猪肝、蜂蜜、白砂糖等，都不宜与鲫鱼共同食用。

### 2. 清蒸鲤鱼豆

**材料**：鲤鱼500克，赤小豆50克，大蒜、糖、醋适量

**做法**：（1）准备材料：把鲤鱼剖洗干净，去掉内脏，留下鳞片。大蒜去皮切片。

（2）把赤小豆填满鲤鱼肚子，然后装盘，在鱼身上摆好蒜片。

（3）蒸锅加水，烧开后放入装鱼的盘子，大火蒸大约10分钟。

（4）鱼蒸熟后，可以蘸少量糖或者醋，连豆子一起食用，但不要加盐。

**功效**：赤小豆有健脾养胃、利水消肿、清热解毒的功能。鲤鱼和赤小豆一起，可以充分发挥利尿消肿的效用。

**说明**：鲤鱼为发物，患有支气管哮喘、痈疖疔疮、皮肤湿疹等疾病的患者，都要慎食。

# 13. 久坐腰痛：黑豆、田七养肾各显神通

古语说"久坐伤肾"，我在很多患者身上看到这句话的应验。这不，前

两天还有一位刘姓病人，他是个出租车司机，成天坐在车里一动不动，一个月前出现了腰疼的症状，想着反正也疼得不厉害，挺几天就好了，结果一个月过去了还没好，于是便来医院就诊。

我对刘师傅说，即使这次治好了，以后也还会再犯的，古人说的"久坐伤肾"真不是吓唬人的。腰为肾之腑，肾脏就藏在腰内，而腰又是属于肾主管的，长时间保持坐位，会对腰和藏于其内的肾脏造成伤害。受挤压的肾脏血流会变得缓慢而不通畅，因此各种肾病也就近在咫尺了。

从现代医学角度思考，我们坐着的时候，腰部的受力最大，长期受压，腰痛就在所难免；同时，坐位时腹腔压力增高，腹腔内的肾脏也处于被挤压状态，所以在腰肌劳损的同时，肾脏也很受伤。因此，中医治疗腰痛，一定是不会忽视肾脏的。

而刘师傅由于工作性质问题，不可能不长时间坐着，所以我说他腰疼还会再犯。刘师傅这下头疼了："做了这么多年的工作总不能换掉吧，而且人过中年工作又不好找，难道以后只能忍着腰疼赚钱吗？"其实这倒不至于，还是有不少办法可以防止久坐腰痛的。

其实不止刘师傅，很多上班时间需要一直坐着的人，包括我，都可能面临腰痛的问题。所以我自己也一直特别注意，时不时会吃点黑豆，或者在炖鸡、炖肉汤的时候加点田七。

为什么黑豆可以预防和治疗腰痛呢？中医中有一种取类比像法，将食物与人体器官相类比，长相相似的就属于同类，可以起到补益作用。黑豆的形状酷似肾脏，再加之肾脏五行属水，主黑色，黑豆又是黑色的外皮，因此古人就说黑豆可以补肾。后来一代又一代的医家证明，黑豆确实有补肾的作用，就这样，黑豆补肾的作用被沿用至今。

而田七，就是"三七"，是一种名贵药材，清朝有一本药学著作叫《本草纲目拾遗》，那里面说："人参补气第一，三七补血第一，味同而功亦等，故称人参三七，为中药中之最珍贵者。"大家看到了，它在中药中的地位，是和人参相提并论的。

那它究竟有什么功效呢？如果生用，可以止血强心、散瘀生津、消肿定痛，熟用可以活血、补血、强壮补虚。久坐往往有瘀，用田七可以很好地活血化瘀，帮助缓解腰痛。

## ⊙我的食疗菜谱：

### 1. 黑豆塘虱鱼汤

**材料**：黑豆20克，塘虱鱼（鲶鱼）1条，猪瘦肉30克，陈皮1/4个，生姜2片，盐适量

**做法**：（1）准备材料：把黑豆、陈皮洗干净，稍微浸泡。塘虱鱼挖去两侧的颈"花"和肠脏，洗净。

（2）炒锅中放少量油，放入塘虱鱼，小火煎至两边微黄，关火。

（3）砂锅或者汤锅加水约1000毫升，放入陈皮、生姜、煎好的塘虱鱼，以及整块洗净未切的猪瘦肉，大火烧开后，转小火，煲煮约2小时，加入适量盐即可。

**功效**：塘虱鱼可以补血滋肾、调中兴阳，《本草求真》言其能"治腰膝酸痛"，和黑豆一起炖汤，可以调理体虚、缓解腰痛，对于老人腰痛尤其管用。

**说明**：无论您选择哪种吃法，黑豆一定要带皮食用。由于黑豆入肾阴，所以总是胃寒怕冷、肾阳虚的人，最好不要过多食用。

### 2. 田七炖鸡

**材料**：田七10克，鸡肉250克，盐适量

**做法**：（1）准备材料：鸡肉洗净，切块。田七打碎，一起放入汤碗中，加适量水，加盖。

（2）蒸锅中加水，放入装好田七和鸡的汤碗，大火烧开后，转小火，隔水炖2小时左右即可，晾凉以后喝汤吃肉。

**功效**：此汤有通经络、祛瘀养血、消肿止痛的功效，对于气滞血瘀型腰肌劳损尤其适用。

**说明**：鸡肉如果选用乌骨鸡，效果更佳。

## 14. 失眠多梦：酸枣仁让您睡眠香

去年的某一天查看网上留言时，看到一条半夜3点发出的提问。留言中说，她是一位女士，已经受失眠折磨两年多，每天只能迷迷糊糊地睡一两个小时，曾经服用过安眠药，但每次服药后，都会有头疼、头晕的症状，因此就不再服药。

后来听朋友说我医术不错人也好，就试着向我寻求帮助。这是一位外地的网友，让她放下工作到北京来找我看病有点不现实，可是作为医生，不望闻问切就给患者开药，那也是极度不负责任的表现。

怎么办呢？我就建议她有空了还是来找我当面看看，至于现在，可以尝试吃一段时间酸枣仁，并且教给她具体的食用方法。

在这之后，过了大概有两个月，我几乎都快忘了这回事，突然有一天她发消息来说，非常感谢我，自从听了我的方法后，睡眠一直在慢慢改善，并且表示，以后一定会继续坚持吃酸枣仁。

大家可能会纳闷儿，酸枣仁怎么能够缓解顽固的失眠呢？这要从酸枣仁的性味说起了。

中医认为，酸枣仁如果生用，味甘性平，能够清肝胆虚热、宁心安神；如果炒了以后，醒脾补阴、敛汗宁心的功效还会增强。

我们之所以失眠，是由于心神失养，因此酸枣仁宁心安神的作用，正好能够治疗失眠。现代药理研究也证实，酸枣仁确实具有镇静催眠的作用，除此之外，酸枣仁还有抗惊厥、镇痛、安定、强心、降血压、增强免疫等多种作用，这些效用都有助于人们睡眠。

## ⊙我的食疗菜谱：

### 1. 酸枣仁粥

**材料**：酸枣仁末15克，粳米100克

**做法**：（1）先浸泡粳米15分钟，然后加水，煮粥；

（2）煮至粥将熟时，加入酸枣仁末再略煮片刻即可。

**功效**：宁心安神，适用于心悸心烦、失眠多梦等症状。

**说明**：空腹服用。酸枣仁末可以在中药店买到，但孕妇慎用。

### 2. 芹菜酸枣仁汤

**材料**：芹菜150克，酸枣仁10克，盐适量

**做法**：（1）把芹菜洗净，择去叶子，切成段。

（2）锅中加水，放入酸枣仁和芹菜段，大火烧开后转小火煎煮。

（3）不需要煮太久，2分钟左右即可关火。

**功效**：宁心、安神、镇静，适用于失眠多梦、神经衰弱等症状。

**说明**：酸枣仁一旦加热过久，效果就会大打折扣，因此煎煮时间不宜过长。可以每天晚上睡前喝一些，大约100毫升即可。孕妇慎用。

##  15. 缺铁性贫血：红枣、猪肝能补血

有一天，朋友火急火燎地给我打电话，说是女儿入学军训时突然晕倒，被送到医院，检查出来是中度贫血。这可把朋友一家子吓坏了，赶紧给我打电话问我怎么办。我问了问情况，知道孩子除了晕倒，没有其他不适症状，就劝他不用着急，以后慢慢调理就可以。

贫血这种症状，背后的原因很多，有的非常严重，有的比较轻。我们平时见到的大部分贫血，尤其是女性贫血，主要是缺铁性贫血，而且程度不是很严重。这时候，就可以考虑饮食调理。

我给朋友推荐的食物有很多，比如，瘦肉、猪肝、猪血、红枣、苹果、红糖、花生等红色的食物，以及黑木耳、菠菜、海带等蔬菜，它们都能帮助补血。我还给他着重推荐了两种食物，一种是红枣，一种是猪肝。

说红枣能补血，估计没有什么人有异议。红枣一直都是中药里重要的药引子，作为补血圣品，它对女性的健康意义重大。中医四大经典之一《神农本草经》中说红枣"味甘性温、归脾胃经，有补中益气、养血安神、缓和药性"的功能，它是贫血者非常好的营养品。

而且，现代医学已经证实，红枣能使血液中含氧量增强，并且可以滋养全身细胞，的确是药效非常缓和，但又非常强大的食物，真不愧是补

养佳品。

另一种食物猪肝的补血功效也是名声在外的，它最著名的作用是"明目"，然而略懂中医常识的人都知道，"肝藏血"而且"肝开窍于目"，所以，肝脏和眼睛、血液的关系都是非常密切的。所以，猪肝不仅可以补肝明目，还可以养血。对于血虚萎黄、夜盲、目赤等病症，都有很好的食疗效果。

## ⊙我的食疗菜谱：

### 1. 红枣枸杞子茶

**材料**：红枣7枚，枸杞子15粒

**做法**：（1）准备材料：将红枣和枸杞子清洗干净，红枣切碎或者撕碎，去核。

（2）锅中加水，放入红枣和枸杞子，水开以后，焖5分钟。

（3）再次开火，水开后关火，加适量冰糖，搅拌均匀即可。

**功效**：补血养颜、健脾和胃，改善面色苍白和手脚冰冷等症状。

**说明**：如果过量食用红枣，容易引起胀气，所以应该注意控制食用量。另外，红枣和枸杞子都属于热性补品，湿热重、舌苔黄、便秘、积食的人不宜多吃。

### 2. 猪肝菠菜汤

**材料**：猪肝250克，菠菜150克，生姜、油、盐、料酒、高汤适量

**做法**：（1）准备材料：把猪肝洗干净擦干，切成薄片。菠菜洗净去掉根部，从中间切成两半。生姜切丝。

（2）锅中加水烧开后，放入猪肝片氽烫10秒，待到猪肝变色后，捞起沥干水分；

（3）炒锅中放油，爆香姜丝，加入高汤和清水，然后放入盐、料

酒，大火烧开。

（4）放入猪肝片和菠菜，略煮片刻，起锅即可。

**功效：** 此汤适合气血虚弱、面色萎黄、缺铁性贫血者食用，可以补血明目。

**说明：** 清朝人王士雄在《随息居饮食谱》中说："猪肝明目，治诸血病，余病均忌，平人勿食。"尤其是猪肝胆固醇含量较高，所以高血压、高血脂、冠心病患者应慎食。

# 第四章

Chapter 4

## 10种妇科常见病,小食小材就是宝

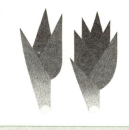

## 1. 月经不调：羊肉、当归都有效

古时候，月经被叫作月信，意思就是它很讲信用，每个月一定会定时前来。可是对于很多女性来说，月经却任性得很，想来就来想走就走，从来无信用可谈。这可不能怪它，得怪你自己。

我不专攻妇科，可是亲戚朋友，以及他们的亲戚朋友，知道我是医生，也不管你是不是专攻妇科，有了问题都会来找你。这种心情我非常能够理解，所以我也总是尽可能地帮他们解答。

这不，前些天，同一栋楼的邻居王女士带着她外甥女来找我，她是这样说的："我自己的月经总是提前，外甥女的月经又总是推后，两个人的时间要是能匀一下就正好了。"这经期虽然不能互相分担，可医生有办法把它调理得规律正常。

月经提前、推后，或者月经量过多、过少，原因很多，如果你作息不规律、饮食不健康、情绪波动大，或者已婚女性的房事过度、做人流手术等，都可以成为病因。

西医认为，月经与内分泌系统密切相关，因此在内分泌失调的环境下，月经肯定会受到影响。而在中医看来，月经不调总的病理基础，是气滞血瘀或者气血虚弱，因此，只要调理好气血，就能够调理好月经。

由于王女士和她外甥女二人的月经不调,都比较轻微,所以我建议她们在日常生活中进行食疗,推荐给她们的调经食物分别是羊肉和当归,这两种东西都可以很好地调理气血。

先说羊肉,很多人知道它对男性来说是食疗佳品,可以治疗腰膝酸软、阳痿早泄等症状,那是因为它能补血益气,温中暖肾。凡是肾阳不足、腰膝酸软、腹中冷痛、虚劳不足者,都可以用它进行食疗,并不仅仅限于男性。

女同志们如果贫血,平时有体虚畏寒、腹部冷痛,或者产后气血两虚,都可以吃点羊肉,因为它对一切虚寒病症都大有好处。王女士的外甥女身体瘦弱、面色苍白,月经也总是推后,所以她适合多吃点羊肉。

当然,假如你月经总是提前,就像王女士一样,那我就不推荐你吃羊肉了,只有月经老是推迟的人,才更适合吃。月经总是提前,除了多吃果蔬以外,你还可以考虑当归。

当归绝对是女科的至宝,它既能补血活血,又能通经活络,还能调经止痛。从月经不调、痛经、闭经到产后瘀血、子宫出血、贫血,当归都能帮上忙。所以,女性朋友如果有关于气血方面的疾病,不妨平时煲汤的时候适当加点当归,效果是极好的。

## ⊙我的食疗菜谱:

### 1. 当归生姜羊肉汤

**材料**:羊肉500克,生姜250克,当归150克,胡椒面、葱、料酒、盐适量

**做法**:(1)准备材料:把当归、生姜用清水洗净,切成大片。羊肉剔去筋膜。

(2)锅中加水,烧开后放入羊肉,等羊肉变色,血水除净后捞出晾凉,切块。

（3）砂锅中加水，把羊肉、当归、生姜一起放入锅中，大火烧开后，撇去浮沫，转小火，炖2小时，至羊肉熟烂即可。

**功效**：适合面黄憔悴、月经不调以及病后虚寒的女性食用。

**说明**：喝汤吃肉。不适合体内火旺、月经量大、经常提前的女性食用。

### 2. 当归煮蛋

**材料**：当归9克，鸡蛋3只

**做法**：（1）把生鸡蛋带壳放入锅中，加入清水，大火烧开后转小火煮10分钟左右捞出。

（2）把捞出的鸡蛋用冷水浸泡一下，去壳，用牙签在剥好的鸡蛋上扎几个小孔，方便药液渗入。

（3）锅中加三大碗水，放入当归和鸡蛋，大火烧开后，用小火炖煮，直到水剩下一碗左右即可。

**功效**：活血调经，还可以缓解痛经。

**说明**：除了吃鸡蛋，这个煮出来的汤也要喝掉。除了当归煮蛋，月经总是推后的女性，平时煮肉时也可以放些红枣、当归。但当归药性偏于滋腻，长期大量服用可能有碍消化。

# 2. 痛经：红糖、红花帮你缓解

虽然我不是妇科医生，也知道痛经让很多女性饱受折磨，因为亲朋好友中找我咨询的不在少数,其中有很多是妈妈帮女儿咨询的。

比如,其中有一位妈妈是这样跟我说的:"董哥,听说痛经遗传,我自己没这毛病啊,可我女儿每次都疼得死去活来。我本来想着,等她结了婚就好了。可是看她那难受的样子,实在是心疼。她又死活不肯去看医生,我只好来问问您了。"

我跟她说,虽然痛经是常见的毛病,致病原因也比较普遍,但没有见到本人,我还是不能随便开药方。妈妈好说歹说,姑娘总算跟着过来了。那时候是大冬天,我看到她穿着短裙和透明的丝袜,上身是一件露脐小毛衣,外面裹了件大衣。

我问她冷不冷,她说:"不冷啊,到哪都有暖气。"可是没有暖气的室外呢?我问她平时是不是经常这么穿。大家别误会,不是我古板,主要是这样穿,很容易被寒邪所伤。尤其是经期,如果不注意保暖,更会寒凝血瘀。痛则不通,血瘀了,自然会痛。

给她把了个脉,又听说她穿衣服经常是这样,虽然看不出她真正的面色唇色,我也能确定她这是寒凝血瘀型的痛经,得温经散寒,要多吃一些羊肉、荔枝、栗子等偏温热的食物。我给她特别推荐了红糖。

有句老话说"女子不可百日无糖",说的就是红糖。由于女性容易体寒,而红糖性温、味甘,有益气补血、健脾暖胃、活血化瘀、缓中止痛的作用,所以特别适合女性饮用,尤其是平素怕冷、四肢冰冷、月经量少、经期总是延后的女性,更应该喝一点红糖水,最好是生姜红糖水。

这个水,我更建议大家平时喝,月经期间也是可以喝的,能够帮助促进血液循环,但是千万要趁温热喝,不要等到放凉了再喝。

有的女性朋友痛经,可能不是因为寒,而且因为气滞血虚,血流不畅,所以影响经血的排出。对于这种类型的女性,需要活血通气、疏通经络,可以多吃一些香菜、胡萝卜、香蕉、苹果等能够活血化瘀的食物,而红花对此有奇效。

中医认为红花的主要作用就是活血通经,散瘀止痛,所以对于痛经、闭经，以及瘀滞腹痛都有非常好的疗效。建议大家避开经期，可以适当饮用一些红花水来调理身体。

### ⊙我的食疗菜谱：

#### 1. 生姜红糖茶

**材料**：生姜20克，红糖50克

**做法**：（1）准备材料：把生姜洗干净，切丝。

（2）锅中加水，放入红糖，大火烧开后，加入生姜丝，小火煎5分钟即可。

**功效**：气血双补，活血化瘀，治疗月经不调和寒瘀血瘀型痛经。

#### 2. 红花水

**材料**：红花3克，开水适量

**做法**：将红花放入茶杯中，加入开水浸泡10分钟后即可饮用。

**功效**：活血润燥，止痛散肿，用于女性闭经、痛经。

**说明**：因为红花活血功效很强，所以孕妇以及有出血倾向者不宜多用。

## 3. 阴道炎：扁豆、大蒜帮你告别难言之隐

和月经不调不一样，对于女性来说，阴道炎是一种难言之隐，很多女性

并不忌讳别人知道自己痛经，但是很少人愿意讲起自己有阴道炎。

然而大家都知道，讳疾忌医是绝对不可取的，身体有炎症，我们就得消炎。否则只会诱发更严重的疾病，比如引起宫颈炎、宫颈糜烂，甚至盆腔炎、附件炎等，还可能导致不孕。

所以，如果大家发现自己阴道分泌物增多，或者外阴有瘙痒或烧灼感，甚至伴有难闻的腥臭味，更甚者分泌物如同豆渣一样。那么，很可能就有阴道炎了，一定要引起重视。

关于阴道炎，我治疗的经验不算多，仅限于一些亲属以及她们推荐过来的朋友，但根据反馈，治疗效果相当不错，所以我还是有点发言权的。

在中医看来，阴道炎属于带下病，大多是因为脾虚湿盛。脾是主管运化水谷精微物质，给全身供应营养的。如果脾虚，就不能很好地运化水谷，于是生成湿邪，湿邪的性质趋向于下，在女性身上就表现为带下，也就是西医所说的阴道炎。

前些天，一位朋友带过来一张字条，上面写了一位女性的症状，她找别的中医把过脉，把身体现在的状况一五一十写了下来，然后说自己阴道炎已经好几年了，一直通过西医治疗，时好时坏，最近几天又复发了，请我帮忙给看看。

我知道她羞于启齿，也不愿意当面见我，幸好她给我的材料足够齐全，就给她开了药方，并且把日常注意事项详细写了下来，还叮嘱她平时适当多吃点扁豆和大蒜。

扁豆不仅是一种蔬菜，还是一味中药，它味甘性平，与脾性最合，可以健脾养胃、和中益气、化湿消暑。在调养脾胃的时候，我们经常会见到扁豆的身影。事实上，它不仅能够调理脾虚，还可以治疗女性带下过多的症状，效果极佳。

而大蒜杀菌消炎的作用众所周知，它有杀虫解毒、祛寒健胃的功效。现代营养学则发现，大蒜中的大蒜素等成分，具有极强的杀菌作用，可以抑制白色念珠菌在阴道内的生长和繁殖，所以能够有效防治霉菌性阴道炎。

只是，大蒜生吃比熟吃效果更好，因为大蒜素特别怕热，加热过程中会损失掉一部分营养。所以，如果大家不外出见人的时候，不妨吃几瓣生大蒜，就算不为了治病，也可以强身健体，防止各种炎症出现。

后来朋友告诉我，药疗配合食疗，这位女士的病症不到一个月就基本好了。我请他转告，疾病虽然好了，但食疗方还可以坚持下去，时不时吃一些，有助于预防复发。

## ⊙我的食疗菜谱：

### 1. 扁豆糙米粥

**材料：** 扁豆25克，糙米50克

**做法：**（1）准备材料：扁豆洗干净，提前用清水浸泡8~10小时。糙米洗干净，用清水浸泡1小时。

（2）砂锅中加适量清水，放入扁豆和糙米，大火烧开后转小火，慢慢熬煮。

（3）熬煮至扁豆软绵，糙米黏稠时，粥上漂浮着一层厚厚的皮即可关火。

**功效：** 糙米专补脾胃、益五脏，和补脾暖胃的扁豆一起，不仅调养脾胃，还能缓解阴道炎病情。

**说明：** 此粥煮得越稠越好，因粥皮营养价值尤为丰富。

### 2. 蒜泥茄子

**材料：** 长茄子1根，大蒜1颗，盐、生抽、味精适量

**做法：**（1）准备材料：将茄子洗干净，切成长条。大蒜剥皮，剁成蒜茸，或者在蒜臼中捣碎。

（2）将茄子条放入蒸锅蒸大约15分钟，或者放入微波炉中叮熟，然后放在盘中晾凉。

（3）在蒜泥中加入适量盐、生抽、味精拌匀，倒在茄子上即可。

**功效**：抗菌消炎，防治阴道炎，并且还能保护心血管。

**说明**：茄子味甘性寒，有清热消肿、活血化瘀的功效，但它属于寒凉性质的蔬菜，和性味偏热的大蒜搭配在一起，正是相得益彰。

## 4. 膀胱炎：西瓜、葡萄生津利尿

在各种小广告上你都会看到或听到"尿频、尿急……"仿佛这些症状都跟男性某些暧昧的疾病有关。但事实上，如果出现尿急、尿频、排尿疼痛、血尿等，很有可能是出现了膀胱炎。而这种疾病，在女性身上更为常见。

倒不是说女性更不讲卫生，这跟她们的生殖系统有关系。相信大家也都知道，女性更容易患上泌尿系统的疾病，而且一些妇科疾病也会造成连带感染。还有一些女性，生活习惯不大好，比如老是憋尿、性生活不卫生，这也容易引发膀胱炎。所以已婚女性，尤其是刚刚结婚的女性，更容易出现尿路感染和膀胱炎。

出现膀胱炎了怎么办呢？虽然看起来病情不算严重，而且似乎也很难开口，但大家千万不要因此讳疾忌医。身体出现任何病症，我们都要认真对待。尤其是出现急性膀胱炎的时候，如果不能根治，就会转为慢性，反复发作，更难治愈。

对于膀胱炎，除了养成良好的生活习惯，比如，经期不要过度劳累、避免受寒、适当休息保养正气以外，我们也要注意饮食。大家尤其要多喝水，吃一些利尿的食物，忌食酸辣刺激性食物包括咖啡等。我给大家推荐的两种食物是西瓜和葡萄。

西瓜利尿的功效，相信不用我多说，大家自己都能感受到。中医认为，西瓜瓤可以清热解暑，解烦止渴，利尿，它本身就有利尿的作用，再加上水分含量高，吃完西瓜以后，排尿量会增加，就有利于缓解膀胱炎，也可以减轻浮肿。

而葡萄可以补气血、益肝肾、生津液、强筋骨、止咳除烦、补益气血、通利小便，西医则认为，葡萄，尤其是葡萄皮里含有的一些物质能够杀菌，所以是一种难得的食养佳果。

## ⊙我的食疗菜谱：

### 1. 西瓜羹

**材料**：西瓜半个，淀粉、冰糖适量

**做法**：（1）准备材料：把西瓜外皮洗净，切成两半。将西瓜瓤去皮、去籽，切成2厘米见方的小丁。

（2）锅中加适量清水，大火烧开后，加入适量冰糖。冰糖融化后，撇去浮沫。

（3）然后放入西瓜丁，用湿淀粉勾芡后，即可关火。

**功效**：清热解暑，除烦利尿，尤其适合夏天食用。

**说明**：脾胃虚寒的人不宜吃西瓜，尤其是冰西瓜。

### 2. 葡萄果酱

**材料**：葡萄500克，凉开水100毫升，冰糖300克做法：（1）准备材料：把葡萄洗干净，剥皮、去籽，但不要丢掉。

（2）把葡萄皮、籽和凉白开、冰糖一起放在锅中用小火加热。

（3）待到冰糖融化，捞出葡萄皮和籽，留下汁液。

（4）在汁液中加入葡萄果肉熬煮，待到果肉煮烂化开即可关火。

（5）倒入容器中放凉后，放入冰箱冷藏。

功效：美味助消化，而且利尿通淋，适用于尿路感染、皮肤水肿、小便灼痛等症状。

说明：自制葡萄酱的保质期不会太长，所以不建议大家一次做得太多，尽量3天之内吃完，另外葡萄可能会加剧腹泻症状，所以腹泻者应该少吃。

##  5. 宫寒：小茴香、桂圆肉来温暖

有句话叫"十个女性九个宫寒"，近些年，大家越来越多地听到"宫寒"这个词，顾名思义就是子宫寒冷，这与女性们的不良生活习惯有着密切关系。

曾经有个女孩儿，经过朋友介绍来找我调理，她说自己还有3个多月就要结婚了，想通过中医来减减肥，免得到时候穿婚纱太难看。

我看了看，这个女孩儿虽然胖，但主要是肚子上肉多，其他地方看着还蛮匀称。询问她的月经情况，她说自己总是痛经，经血还有很多黑块。她的脉摸上去是沉而紧的，整体一派寒象，很明显这是宫寒。

她一听这个词就吓坏了，忙问我会不会怀不上孩子。我跟她解释说，其实宫寒跟不孕并没有必然联系，大家时常把宫寒与不孕联系在一起，主要是由于不孕症中有一多半是由于宫寒引起的。

宫寒是说女子的肾阳不足，胞宫失去温养而引起子宫寒冷，从而出现一系列妇科疾病。由于个体的身体差异，宫寒可以引起肥胖、痛经、月经不调、四肢冰凉、白带增多、腰痛、色斑、性欲减退等不同病症，严重的，才会引起不孕症。

老一辈有"十女九寒"的说法，这说明老祖宗早就认识到女性本身就容易体寒，现在很多年轻姑娘又爱吃冰激凌，而且穿衣单薄，更容易养成寒性的体质。

这个女孩就有着贪凉饮冷的典型不良习惯，最终形成了现在的身体状况。由于子宫需要保暖，但她的身体又没有足够的热量来供给，因此慢慢地，就在肚子上堆积出厚厚的脂肪来，起到保温的作用。

由于寒气阻滞胞宫，子宫内膜的血管就会痉挛，月经来时也就感觉疼痛难忍。寒凝血脉形成瘀血，月经就会出现黑色的血块。如果胞宫寒到一定程度，没办法给精子卵子提供温暖的受孕场所时，不孕症也就出现了。

讲完这个道理以后，我给这个女孩儿开了中药，并嘱咐她以后改掉贪凉饮冷的坏习惯。她吃了两个月的药，肚子上的肉就下去了一半，而且还说肚子感觉比以前暖和了。

婚后，她再次来找我时给我秀婚纱照，说特别感谢我帮她在人生中最重要的时刻留下了美好的记忆。她说这次来主要是想调理一下身体，要个孩子，其实她的身体在婚前已经调理得差不多了，我给开了一个疗程的药后，告诉她两种暖宫的小食材：小茴香和桂圆。

小茴香是家家必备的香料，怎么还有暖宫的作用呢？其实小茴香也是一味宝贵的中药，它性温味辛，归属于肾经，具有温肾散寒的功效。常吃小茴香，肾阳可以得到温煦，胞宫就会变得温暖。

现代药理研究也证明了小茴香对妇科的巨大作用，小茴香有着相当于雌激素的功能，可以增强输卵管、子宫内膜、子宫肌层、皮层及卵巢功能，但却没有雌激素的副作用，对女性来说可谓一大"珍宝"。

而桂圆，你也可以叫它龙眼，是一种性温味甘的食物，可以益心脾，补气血。李时珍在《本草纲目》中说："食品以荔枝为贵，而资益则龙眼为良。"他认为，桂圆的滋养补益效果非常好。

的确是这样，现代营养学认为，龙眼不仅营养丰富，而且含铁量比较高，可以帮助我们补血，尤其对需要劳心的脑力劳动者更为适宜，可以很好地补养心脾的气血，对于女性调补身体也特别有益。

## ⊙我的食疗菜谱：

### 1. 茴香鸡蛋饼

**材料**：茴香300克，鸡蛋4个，面粉300克，干木耳10克，盐、姜、油适量

**做法**：（1）在面粉中加入酵母，和成面团，要稍微软一些，静置等待发酵。

（2）等待面粉发酵期间，把茴香洗干净切碎，生姜切碎，木耳泡发洗净后切碎。

（3）煎锅中放油，把鸡蛋的蛋清、蛋黄分开，分别炒熟。

（4）把炒好的鸡蛋与茴香、姜末倒在一起，加一些盐和食用油拌匀。

（5）等到面团发酵至原来的两倍大时，把它分成小块，擀成面皮，包好后压扁，做成馅饼状。

（6）把馅饼放在电饼铛或者煎锅中煎熟即可。

**功效**：和胃理气，缓解宫寒症状。

**说明**：阴虚火旺的女性，慎食小茴香。

**2. 桂圆红枣粥**

**材料：** 桂圆干30克，大枣30克，粳米50克

**做法：**（1）准备材料：把红枣、桂圆肉洗干净，和粳米放在一起，加适量水浸泡15分钟。

（2）把红枣、桂圆、粳米连同浸泡的水一起倒入锅中，再酌情加水，大火烧开后转小火熬煮。

（3）小火慢煮大约半小时，煮至桂圆和红枣软烂即可。

**功效：** 补血养气，促进血液循环，调养体虚及宫寒症状。

**说明：** 也可加入红糖调味。因桂圆偏温热，有上火发炎症状及风寒感冒时不宜食用，孕妇不宜过多食用。经期间也不宜过多食用，以免月经量增多。

# 6. 乳腺增生：紫菜、玫瑰花最体贴

一提到乳腺增生，大家可能就会想到乳腺癌。曾有位女性朋友体检时发现是乳腺增生，她一听，顿时就被吓得"花容失色"，差点没哭出来，马上就来找我了。

我相信有很多人和我这位朋友一样，错把乳腺增生当成是乳腺癌的前兆。其实，大多数乳腺增生是不会发生癌变的，如果能够得到恰当、及时的治疗是完全可以痊愈的。但是，如果任其发展下去，也确实会有癌变的可能。

西医认为，乳腺增生是一种乳腺组织良性的增生性疾病，在乳腺疾病中

最为常见。在临床上主要表现就是乳房肿块,有时伴有疼痛、情绪波动,或者月经周期时疼痛更加明显。

中医把乳腺增生叫作乳癖,主要是痰瘀凝结所致,同时与肝气郁结的情绪也关系密切。因此治疗的时候,也要从疏肝理气入手。

所以,我给朋友开了化痰软坚的中药,并嘱咐她对待这个病既不可以满不在乎,也不可以过于担忧。生活中要保持愉悦的心情,养成良好的生活习惯,最重要的是一定要定期复查。

最后,我建议她回去可以经常喝两种汤水:一个是紫菜汤,一个是玫瑰花茶。

中医认为紫菜味咸而性寒,能够化痰软坚,治疗增生积块。既然乳腺增生就是痰瘀凝结所致,紫菜消痰软坚的功效正好能够治疗乳腺增生。紫菜海带蛋花汤就是个很好的食疗方,我推荐各位女性朋友不妨经常喝一些。

而玫瑰花是著名的理气药,可以理气解郁、疏肝醒脾,特别适合肝气郁结的人饮用。除了理气,玫瑰花还能化瘀。《红楼梦》里有一段,讲的是宝玉被父亲暴打一顿,伤得非常重,他母亲王夫人拿出来一瓶叫"玫瑰清露"的东西给宝玉疗伤,说这是"进上"的,可见多么珍贵。而书中写道,宝玉服了玫瑰清露,伤势"一日好似一日",说明它疗效非凡。

这是因为,玫瑰花活血散瘀的功效也非常好。既能理气又可以化瘀,玫瑰花的这些功效决定了它不仅能够缓解肝部和胃部的气滞疼痛,而且还能美容养颜、调养情绪,改善女性内分泌,对于乳腺增生,当然也有调理作用。所以,建议女性不妨多饮用。

## ⊙我的食疗菜谱:

### 1. 紫菜海带蛋花汤

**材料:** 紫菜10克,海带20克,鸡蛋1个,葱、姜、盐适量做法：（1）准备材料：把鸡蛋去壳倒入碗中，加入切碎的葱花、盐打散。紫菜洗净，加水泡发。海带洗净切丝。

（2）锅中加水，烧开后放入海带和姜块，水开后撇去浮沫。

（3）加入紫菜，水开后倒入蛋液，然后搅拌一下，放入盐调味，关火即可。

功效：增强免疫力，预防和治疗乳腺增生。

说明：孕妇以及脾胃虚寒、患有胃肠道疾病者，慎食紫菜。

**2. 玫瑰花佛手茶**

材料：干玫瑰花1.5克，佛手2.5克

做法：1．准备材料：把玫瑰花和佛手用清水洗去浮尘。

2．用开水浸泡后，代茶饮即可。

功效：佛手也可以理气化痰、疏肝健脾，和玫瑰花一起饮用，可以很好地理气解郁，改善乳腺增生症状。

说明：有口渴、舌红少苔等阴虚火旺症状的人以及孕妇，不宜长期大量饮用。

# 7. 流产之后：益母草、阿胶最疼女人

我相信不管什么情况下，流产对女性来说，都是不得已的选择。只是，可能由于以前医疗条件不好，流产很有可能伤及性命，所以大家都比较重

视。而现在，流产的痛苦和危险都大大减轻了，导致很多年轻女孩把流产当作家常便饭，流产也就罢了，还有不少年轻女孩因为缺乏常识，流产后不注意调养，总认为"我还年轻，流产又不是生孩子，没有什么大碍"，这种想法是完全错误的。

我们医院的护士小李，前不久还很开心地告诉我怀孕了，可刚过一个月，就听她满脸忧伤地说不小心流产了。我想着，这回她怎么着也得休一个月的假吧，结果过了个周末，就又见她来上班了。这么不在意自己的身体可不行啊，空闲时我跟她聊了起来。

她满脸疑惑地问我："流产还用休息吗？身体也没有什么不舒服呀。"我连忙跟她解释说，千万别以为流产不是什么大事，其实流产比生孩子事还大。流产在以前叫作堕胎、小产，妊娠12周内，胚胎自然殒堕的称为堕胎；妊娠12~28周内，胎儿已成形而自然殒堕者，称为小产。

明朝有一位名医薛立斋说过这样一句话："小产重于大产，盖大产如瓜熟自脱，小产如生采，断其根蒂。"这就是说，女性生产的时候，就像果子自然生长成熟而落地，顺其自然；而小产就好比刚成形的果子却被连根断掉，对身体伤害巨大；人流更是强行拔除的做法，后患无穷。因此，流产之后更应该好好休养身体。

除了在日常生活和饮食营养上要注意，我还推荐小李护士多吃些阿胶和益母草。阿胶大家应该都听过，这是一种以驴皮为主要原料熬制成的固体凝胶状物质，味甘性平，既能补血又能止血，流产后最容易出现流血不止和血虚的状况，因此补血止血的阿胶，就成为流产后的最佳补品。

不过，阿胶虽好，但其性黏腻，容易阻碍脾胃的消化，引起食欲不振、胃部胀满等消化功能减退的症状，因此也不适合任何流产后的女性食用，脾胃虚弱者要慎重服用。而且，阿胶是滋补阴血之良药，适用于阴虚之人，阳虚体质的女性也不可随意服用。

而益母草，更是一种"为女人而生的草"，历代医家都把它作为治疗妇科疾病的良药。它可以活血调经、祛瘀止痛，对于女性月经、产后的诸多疾病，它都有很好的疗效。在女性流产之后或者产后腹痛时，可以用益母草帮忙收缩子宫，缓解疼痛。

## ⊙我的食疗菜谱：

### 1. 阿胶黄酒

**材料**：黄酒500毫升，阿胶500克

**做法**：（1）准备材料：把黄酒倒入容器中，放入阿胶，浸泡48小时。

（2）此时阿胶已变软，将盛放阿胶和黄酒的容器放入蒸锅，大火烧开后转小火，蒸1小时。看到阿胶全部化开，即可关火。

（3）把容器拿出，静置放冷，然后用保鲜膜包好放入冰箱。

（4）食用的时候，每次舀出一汤匙，加适量开水，阿胶会很快化开，饮用即可。每天可以早晚各服用一汤匙。

**功效**：黄酒的辛散制约了阿胶的黏腻，还能助血脉运行，二者同用可以很好地美容养颜，滋补阴血。

**说明**：阿胶容易上火，一次不要服用太多。身患感冒、咳嗽、泄泻等疾病，体内有风寒湿邪阻滞时，以及经期、孕期，不可随意进补阿胶。

### 2. 益母草红枣饮

**材料**：益母草20克，新鲜红枣100克，红糖20克

**做法**：（1）准备材料：把益母草、红枣分开，各自放在一个碗中，各加650毫升水，浸泡半小时。

（2）将泡过的益母草倒入砂锅中，大火烧开后，改小火煮半小时，用双层纱布过滤，这是头煎。

（3）把过滤出的药渣加500毫升水，和上一步一样，再煎一次，

这是二煎。

（4）把两次煎出的药液合并，倒入锅中，加入红枣，大火烧开后，略煮片刻关火，加入红糖融化，再浸泡半小时即可。

**功效**：温经养血，去瘀止痛，收缩子宫。

**说明**：益母草性寒，体质偏寒的女性不建议长期服用。

 **8. 乳汁不下：这样喝汤才管用**

小宝宝刚刚离开母体，他们稚嫩的肠胃，一时间还难以接受其他外来食物。这时候，妈妈体内的乳汁就成为婴儿最容易接受的食物，但是，如果妈妈没有奶水，可就苦了宝宝。

可能你觉得："没关系，有奶粉呢。"奶粉的确是个不错的替代品，但在我看来，它只能作为不得已的选择，或者作为辅助食物，小婴儿最好的食物，当然是母乳。

现如今大力提倡母乳喂养是非常有道理的。营养学认为，母乳是婴儿最好的食物，其中含有婴儿成长所必需的营养和抗体，可以促进宝宝的生长发育，提高免疫力，让孩子更健康地成长，对于婴儿来说，母乳是任何食物都无法代替的。

比如，母乳中的免疫球蛋白，可以使婴儿抵抗病毒、细菌感染，丰富的钙磷可以促进大脑及骨骼发育，各种有益菌体又可以帮助消化、促进肠道正常菌群的形成。母乳这么好，妈妈们当然希望孩子能够得到自己的亲自哺乳，但是有一部分妈妈却难以得偿所愿。

我的一位朋友中年得子，一家人开心得不得了，可让他愁闷的是，太太没有奶水喂养孩子。全家人想尽了法子给产妇催奶，天天不是猪蹄汤就是鲫鱼汤，可是就是不见出奶，反而孩子妈妈的乳房越来越胀。

眼看着宝宝没有母乳可吃，焦急之下，朋友向我询问有什么好办法。我给了他两条建议——煮猪蹄汤或者鲫鱼汤时，放些丝瓜络和王不留行。

朋友按我的建议煲汤，他的太太只喝了两次，乳汁就畅通无阻了。为什么这条小小的建议会有如此大的作用呢？这就不得不说说这两味药的功效了。

丝瓜络的长相就好比乳房的经络，因此古人说它有通乳的作用，实践也证明确实通乳效果非常好。产妇乳汁郁积不通，很容易诱发乳腺炎，而水煎丝瓜络正好有镇痛和抗炎的作用，因此，还能够达到解毒抗炎、预防乳腺炎的功效。

王不留行的功效就跟它的名字一样，走而不留，乳汁郁积可以下乳，血液瘀滞可以活血，小便不通可以通利小便。这两种药物合用起来，催乳的功效非凡。

中医讲乳汁首先由气血精液化成，同时又有气的推动作用，才能正常分泌，而产后气血精液缺乏，气机容易不通畅，因此对于很多体质虚弱的女性来说，保证乳汁通畅就显得尤为困难。

为什么单煮猪蹄汤或鲫鱼汤催乳的效果并不是太好呢？因为猪蹄、鲫鱼都是高蛋白食物，有补虚、通乳的作用，而更偏于补虚，产妇除了体虚，往往伴有气机不畅的情况，因此只需在猪蹄汤、鲫鱼汤中加入这两味疏通的药——丝瓜络和王不留行，就能达到产妇服后体虚得补、乳络通畅的效果，孩子自然就不愁没奶吃了。

## ⊙我的食疗菜谱：

### 1. 猪蹄花生汤

**材料**：猪蹄500克，花生50克，丝瓜络10克，王不留行15克做法：（1）准备材料：把猪蹄洗干净，切成小块。花生洗干净，葱切段，姜切片。

（2）锅中加水，放入花生、切好的猪蹄和葱姜、丝瓜络、王不留行。

（3）大火烧开后转小火，熬煮2小时即可。

功效：补气血，增乳汁，尤其适合产妇食用。

说明：如果产妇觉得猪蹄油腻，可以只喝汤不吃肉。

**2. 丝瓜络无花果汤**

材料：丝瓜络30克，无花果干60克，瘦猪肉100克

做法：（1）准备材料：把丝瓜络和无花果洗干净，猪肉洗净切块。

（2）锅中加水，放入丝瓜络和无花果，大火烧开后转小火，熬煮约1个半小时以后，放入猪肉。

（3）继续小火熬煮，半小时左右以后关火即可。

功效：通络下乳，非常适合产后乳少或乳汁不通者食用。

说明：这里的猪肉也可以换作猪蹄、鲫鱼等肉类。

# 9. 子宫肌瘤：茯苓、桃仁效用大

作为女性生殖器官中最常见的一种良性肿瘤，子宫肌瘤的发病率非常高，高到在我认识的为数不多的女性中，已经有好几位都发现了这一病症。

她们前来找我调理的时候，都说是体检的时候发现的。有的肌瘤比较大，年岁也比较大了，生过孩子，医生建议做手术拿掉。有的肌瘤比较小，平时也只是有月经不调的症状，因此西医建议她保守观察。听完西医的建议，她们来找我征询意见。

在西医看来，子宫肌瘤是由于子宫的平滑肌细胞增生形成，根据生长的具体部位还分了很多类型，但大多数情况下患者没有任何症状，只是在检查中发现肌瘤的存在。

即使少数有症状的患者，一般也只是表现为月经不调，白带量过多，小腹压迫感、下腹部包块或排尿、排便困难等，只有极少数会出现不孕不育、大出血等并发症。

但是，由于肌瘤发展比较缓慢而症状轻微，因此对于肌瘤较小的患者只需要间断观察即可。而肌瘤较大者就需要手术治疗，对于已经没有生育需求的女性来说，为了避免日后肌瘤可能发生癌变，过大的肌瘤就需要做子宫全切手术。

中医上，我们把子宫肌瘤称作癥瘕，普遍认为是气血痰湿瘀滞引起，通过辨证施治，往往都能消除。而癥瘕的消除，主要依赖于月经的通畅，月经准时顺畅后，肌瘤也会慢慢减小甚至消失。

所以，这些找我咨询或者开药的女性，我会给她们用一些化湿祛瘀的中药。一般情况下，症状比较轻的，连着调理两个月，就月经正常了，再次复查彩超，肌瘤也已经消失。

其实长肌瘤的女性，一般都是痰湿、瘀血体质，即使这次除去了肌瘤，说不定什么时候又会长出新的来，因此我还给她推荐了一道小吃：桃仁茯苓饼。

茯苓饼是京城有名的小吃，但我稍微一改动，变成了一个能够预防子宫肌瘤的小零食。茯苓以产自云南的最佳，具有利水渗湿、健脾宁心的功效，对于痰湿体质的人，无疑是一味佳品。

而桃仁的主要作用是活血祛瘀，对于瘀血体质改善明显。这两种食材相搭配完全可以达到改变痰湿、瘀血的子宫肌瘤体质的效果，并且由于这两味中药还可以作用于子宫，因此对于子宫肌瘤的消除，也可起到一定作用。

## ⊙我的食疗菜谱：

### 1. 桃仁茯苓饼

**材料**：茯苓粉200克，糯米粉200克，桃仁碎100克，白砂糖100克

**做法**：（1）准备材料：把桃仁捣碎。

（2）把茯苓粉、桃仁碎和糯米粉、白砂糖倒在一起，一点点加水，调成浓度合适的糊状。

（3）煎锅放在火上，大火加热片刻，转微火，用勺子舀出适量茯苓桃仁糯米糊，倒入锅中，烙成薄饼即可。

**功效**：健脾补中，活血化瘀，可以缓解女性月经不调、气滞血瘀型子宫肌瘤症状。

**说明**：可以作为零食或加餐食用，但孕妇及便溏者慎用。

### 2. 茯苓粥

**材料**：茯苓粉25克，薏米25克，粳米30克

**做法**：（1）准备材料：将薏米和粳米淘洗干净，浸泡15分钟。

（2）锅中加水，放入薏米和粳米，大火烧开后转小火，熬煮15分钟。

（3）粥将成时，加入茯苓粉搅匀，稍煮片刻即可关火。

**功效**：理气健脾又可利湿，调和脾胃，帮助改善湿热瘀结型子宫肌瘤症状。

**说明**：可以作为早餐食用，但阴虚火旺者慎用。

##  10. 更年期：莲子、银耳给你好身心

对女人来说，更年期是一个身体和心灵都备受考验的时期。这一时期的出现，意味着女性的身体将会出现巨大变化，随着月经越来越少直到停止，女性还会出现精神和自主神经功能紊乱，比如，潮热、潮红，以及心悸、关节疼痛、血压升高等一系列症状，也就是更年期综合征。

有一次去一位朋友家做客，闲聊时他有意无意抱怨了太太几句，太太在旁边不乐意了，眼看就要当着我的面发火。我连忙转移注意力，和她聊了起来。

朋友的太太当时49岁，正处于更年期，她说自己近一年来，总是觉得心烦意乱、失眠，偶尔觉得身上一阵阵的烘热，还经常会无缘无故对家人发脾气，惹得大家很不开心。

她很清楚这是更年期在作祟，但就是怎么也控制不住自己的身体，于是借此机会询问我有什么好的办法。

其实这个年龄段的女性无法自控是很正常的，这时候女性正处于绝经前后，身体内激素的水平变化剧烈，身体需要一个适应期，因此就会出现一系列激素变化引起的自主神经功能紊乱所表现出的症状。

最早期的表现就是月经周期失调，此外还会有烘热、出汗、失眠、烦躁、焦虑、抑郁、情绪不稳等症状。很多女性在经历更年期时都痛苦不已，

这种痛苦的情绪往往累及家人亲友。

但仔细观察你会发现，女性们的更年期长短不一，轻重不同，因此如何尽量缩短更年期，减轻更年期综合征就变得十分迫切。

其实，更年期如果善于调理，完全可以安稳舒适地度过。很多女性是因为调理不当，才会出现各种不适的症状。

在中医看来，更年期女性之所以出现种种症状，是因为肾气逐渐衰弱，冲脉和任脉这二脉调蓄人体脏腑经络气血的功能失常，引起体内阴阳失衡，或者气机不畅，所以如果能够调理好冲任二脉、调整阴阳、补养肾气，就能够有效缓解甚至避免更年期的种种症状。

听到朋友的太太感兴趣，我就给她讲了讲如何调理，朋友也非常感激，戏称我这是灭了一个火药桶，拯救全家于水火之中。药物和经络按摩方面的，这里我就不多讲了，关于食疗方面，我给她推荐了两种食物，一种是莲子，一种是银耳。

莲子性平，有补脾止泻、益肾固精、养心安神的作用，清代著名医家陈士铎曾经说过"原世人用清心汤者，用莲子心一钱以清心，未有不效应如响者矣"，一钱的莲子，清心作用就非同凡响，足见莲子清心安神的功效有多强大，所以特别适合更年期女性食用。

而银耳滋阴润燥的功效非同一般，它可以强精补肾、滋阴润肺、补气和血、强心壮身，作为滋补良药，它虽然滋润但是不腻滞。有些人虚不受补，吃了人参、鹿茸会上火，但吃银耳就不会，所以，我建议女性不妨适当多吃一些银耳，既养阴清热又美容养颜。

## ⊙我的食疗菜谱：

### 1. 莲子百合羹

**材料**：干莲子30克，干百合30克，粳米30克，冰糖适量

**做法**：（1）准备材料：把莲子、百合都要提前用水泡软，也可以选择新鲜的莲子。粳米用冷水浸泡半小时。

（2）锅中加水，先放入粳米、莲子，水开后再放入百合，改用中小火继续熬煮。

（3）待到莲子熟烂，放入冰糖调味，即可关火。

**功效**：此羹适合绝经前后伴有四肢乏力、心悸不寐、怔忡健忘者食用。

**说明**：去掉莲子心口感会更好，但绿色的莲子心可以很好地清热去火，大家酌情选择是否挑除。

### 2. 银耳大枣汤

**材料**：干银耳两朵约20克，红枣60克，冰糖、枸杞子、葡萄干适量

**做法**：（1）准备材料：把银耳冲洗干净，放入冷水中泡发半小时。

（2）锅中加水，放入银耳、红枣，用中火烧开后转小火。

（3）小火慢炖15分钟，中途要不断搅动，以免粘锅。

（4）加入几粒枸杞子和葡萄干，再用小火煮5分钟即可关火。

（5）关火后，加盖继续焖5到10分钟即可食用。

**功效**：是一道适合女性经常饮用的汤品，可以滋阴润燥、养颜润肤，有效缓解女性更年期潮热盗汗、心烦内躁、心悸不安、失眠多梦等症状。

**说明**：银耳羹放凉以后，或者放入冰箱冷藏后口感更佳，但是否要冷藏视大家身体状况而定。

# 第五章

Chapter 5

## 10种呼吸道疾病，小食小材胜过药

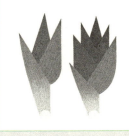

##  1. 风寒感冒：紫苏、生姜辛温解表

老实说，找我来看感冒的人并不算多，原因大家应该能想到，"感冒这种病，根本不用吃药，熬上几天自己就好啦"，很多人都会这样想。还有一些人，家里备有各种感冒药，生病了就吃上一把，所以也不去看医生。

这两种做法比起来，我更赞同前一种，至少，你没有滥用药物，滥用药物的危害性，再怎么强调都不为过，我非常不建议大家自己随意吃药，尤其是有个头疼脑热就吃药。

表面上看起来，一吃药病就好了，再也不难受了，可是，在中医看来，这是治标不治本，用现象掩盖了本质，容易让体内的小毛病积少成多，越来越严重。另一方面，动不动就吃药，身体自身的抗病能力会越来越差，身子骨也就显得更娇气。

我家里人感冒的时候，通常我也不会让他们吃药，而是用最安全的食疗法。食到病除，甚至比吃药还管用。当然，前提是得先辨证。

就拿感冒来说吧，中医把感冒分成风寒感冒、风热感冒、时行感冒和暑湿感冒等好几类，大家分不了这么清，至少也得分清寒热，否则治疗起来会南辕北辙，加重病情。

怎样才能判断你染上的是风寒感冒呢？简单来说，通常秋冬天出现的感

冒大多是风寒感冒，因为空气比较冷，寒邪容易侵袭。这时候，如果你本来就比较劳累，再吹风受凉，就很容易感冒了。

风寒感冒以后，你会觉得很冷，就想加衣服，或者裹上大厚被子，才觉得舒服点。你还会觉得头疼，浑身酸疼，后脑勺疼得难受，连脖子也觉得不灵活了，用术语说就是"后脑强痛"。

你流出来的鼻涕，是清水样或者微微带点黄色。要是你只有鼻塞，本身不流鼻涕，但喝了点热开水就开始流清涕，这也是风寒感冒。不过，倒是一般不会发高烧，或者干脆不发烧。

如果有上面这些症状，基本上就可以确定是风寒感冒了。这时候，葱、蒜、姜等温热性质的食物，都是特别好的食材。这里我给大家推荐的是紫苏和生姜。

感冒了喝姜汤，发发汗睡一觉就好了，这几乎是人人都知道的常识，因为生姜可以发汗解表，帮助身体驱走寒邪。我相信这个道理不需要我多说，这里我想讲讲喝姜汤到底要不要去皮。

自然界的生物是很神奇的，它们也讲究一个阴阳平衡。姜肉是辛温的，而根据《医林纂要》"姜皮辛寒"的记载，姜皮是辛寒的，不利于发汗。因此，中医有"留姜皮则凉，去姜皮则热"的说法。所以，如果我们是风寒感冒，需要把姜皮削去，只用姜肉。

之所以推荐紫苏，是因为紫苏发汗能力很强，它有解表散寒、行气和胃的功能，主治风寒感冒、咳嗽、胸腹胀满、恶心呕吐等症。所以，它不仅是一种风味独特的佐料，不仅能消除蚊虫叮咬的红肿，还能散寒治疗感冒、咳嗽。

## ⊙我的食疗菜谱：

### 1. 紫苏水

**材料**：紫苏1小撮，开水适量

做法：（1）准备材料：紫苏叶洗干净。

（2）把紫苏叶放入杯中，加入开水，盖上盖子，焖泡3～5分钟即可饮用。

**功效**：疏风解表、散寒止痛，适用于风寒感冒。

**说明**：尽量盖上盖子，防止紫苏中挥发性成分流失。

### ❷ 姜糖饮

**材料**：生姜一块，红糖3～5克。

**做法**：（1）准备材料：把生姜洗干净，去皮，切成片，然后用刀背用力把姜片拍散，以便姜汁更好地熬出来。

（2）砂锅中加入冷水，放入姜片，大火烧开后，转小火，熬煮5分钟左右。

（3）加入红糖，搅拌使其完全融化，即可关火。

**功效**：驱寒暖胃，适合风寒感冒者饮用。

**说明**：尽量用砂锅熬煮，不能用铁锅。一定要趁热喝完，适宜少量多次服用。

## 2. 风热感冒：薄荷、金银花清热效果好

可能是因为大家对于治疗感冒之类的疾病太自信了，所以，找我看感冒的人不多，但大都比较严重。有些是因为天生身子骨弱，感冒也就来势汹汹

很厉害。但还有一部分人是"吃错药",导致感冒雪上加霜或者火上浇油。

这不,就有这样一位患者,她来找我的时候,不仅感冒很严重,头痛欲裂,而且严重鼻塞,都要用嘴巴呼吸,脸上长痘,身上也长疱。用她的话说:"难受得要死要死的。"我给她把了把脉、看了看舌苔,很明显的风热感冒嘛,可是她是怎样让感冒严重成这样的?

问了以后,我挺生气的,这明明是风热感冒,她还天天喝生姜葱白汤,这不是拿身体开玩笑吗?本来感冒了身体就虚弱,能禁得起她这样折腾吗?我问她谁让她喝葱白姜汤的,她一脸无辜地回答:"感冒了不就得喝姜汤吗?从小我感冒了,我妈就给我熬姜汤,还要削皮,一喝就好。"她还一脸骄傲的表情。

我有点哭笑不得:"那可能是因为,你从小到大的感冒都是着凉引起的。你要知道,还有一种感冒,不是受寒了,是风热引起的。"

我告诉她,她的舌苔黄而且厚、流的鼻涕也是黄色的,喉咙痛、口渴心烦这都是风热感冒的典型症状。风寒和风热感冒有一个明显区别,那就是风热感冒通常会咽喉肿痛,而风寒通常不会。

夏天的感冒,大都是风热感冒,这种感冒,比风寒感冒难受多了。而她又一直喝辛温的姜汤,导致体内热邪更炽,所以身上也开始长疱。

她这才知道,原来自己真的吃错药了。怎么办呢?这么严重的感冒,得吃药了。我们中医治病,一定会辨证施治,你阳气受损了,就要温阳固表;要是阴津耗伤了,就得养阴清热,我们一边扶正一边驱邪,这样才能既把疾病治好,又把身体调理好。

除了给她开疏风清热的药物,我还推荐她每天喝一些清热解毒的茶水,比如薄荷和金银花水。

薄荷除了是清爽可口的蔬菜,还是一味辛凉解表的中药,可以清心明目,疏散风热,治疗头疼、目赤、身热、咽喉、牙床肿痛等风热感冒的症状。

而金银花,自古以来都被誉为清热解毒的良药,它的大名大家应该都不陌生。我们熟知的"银翘解毒片""银黄片""银黄注射液"等,都有金银花的身影。它除了可以宣散风热,还善于清解血毒,对于各种热性病,比如,热毒疮痈、咽喉肿痛、身热发疹等症,效果都非常明显,对于风热感冒也不例外。

服药加上喝茶,没过几天,姑娘打电话过来,说:"我又活过来了。"听到这种话我是最高兴的,又叮嘱了她一些注意事项,还交代她以后千万别再乱吃药。

## ⊙我的食疗菜谱:

### 1. 薄荷粥

**材料**:鲜薄荷30克或干品15克,清水500毫升,粳米150克,冰糖适量

**做法**:(1)锅中加水,放入洗净的薄荷,用中火略煎2分钟后关火。

(2)等待薄荷水冷却后,捞出薄荷,留下汤汁。

(3)把粳米加水煮粥,等到粥即将煮好时,加入薄荷汤和少许冰糖,水开即可关火。

**功效**:薄荷可以很好地疏散风热,加上粳米和冰糖熬粥,既清热解表又能养胃,特别适合外感风热初期患者服用。

**说明**:薄荷芳香辛散,煮得太久容易导致香气挥发,影响药性,所以不宜久煮。另外,薄荷能发汗耗气,所以体虚多汗者不宜多用。

### 2. 白芷银花茶

**材料**:金银花15克,白芷、防风各5克,冰糖适量

**做法**:(1)锅中加水,放入洗净的金银花、白芷和防风,用中火煎煮14分钟后关火。

（2）趁热加入冰糖，搅拌至融化后晾凉，即可饮用。

**功效**：适用于鼻流黄涕、鼻内干燥疼痛、咽痒咽干、口渴突出等肺经风热证患者。

**说明**：最好趁热喝，孕期和经期女性饮用需遵医嘱。而且金银花性寒，体内有热可以喝，但不宜长期饮用。

 ## 3. 寒咳：葱白、大蒜为你通宣理肺

不仅感冒分寒热，咳嗽也分。因为风寒引起的咳嗽，就是"寒咳"，所以天气冷的时候，大家吹了风、受了寒，感冒咳嗽，这种咳嗽大都是寒咳。

如果你是一位有心人，会发现寒咳的咳嗽声比较重，同时咽喉发痒，严重的时候还会喘急。如果有痰，通常也是稀薄色白的。这时候看舌苔，通常也是薄白的。

中医认为，寒咳是因为机体感受风寒，导致肺气失宣。对于寒咳，跟风寒感冒一样，我们需要做的事是把寒邪赶出去，所以要考虑发散风寒、宣肺止咳。饮食上，不能吃苦瓜等性凉的食物，而是要考虑葱、姜、蒜、紫苏等辛温食物。

可是，偏偏有很多人，一咳嗽就吃梨，就喝川贝枇杷露，这也是不对的。我曾经有一位患者，他洗澡的时候停水，把自己给冻着了，后来开始咳嗽，他就吃川贝冰糖炖雪梨。

他还告诉我，他们家从上到下，老老少少，一咳嗽就吃川贝炖雪梨，因

为它能生津润肺。这倒也没错，但严格来说，川贝雪梨并不适合寒咳的人食用。

我跟他提出来这一点的时候，他还不服："我们全家都这么吃，我妈妈吃了那么多年，也没问题。"言下之意，我是不是太教条主义了，难道实践都没有说服力？

我想跟大家说的是，有些疾病，比如感冒，比如咳嗽，即便你什么都不去做，正常饮食，它自己也会好起来的。哪怕你吃错了药，只要身体底子不算很差，也一样会痊愈，只不过病程会长一些，好得慢一些。

但是大家想想看，原本你就是受寒了所以才咳嗽，这时候吃一些散寒温中的药物或食物，那是给身体加油鼓劲儿，能帮身体更快更好地赶走外敌，同时也养好正气。这样一来，疾病对身体的伤害就不算很大，甚至还能借机把前一阵子体内积聚的病邪都消除掉。

但是，如果你是寒咳，还非要吃偏凉的梨子，没问题，食物的性味就比较平和，不会给你带来大的伤害。而且它本身确实可以润肺，也不是完全没有好处。但是，显然它给身体带来的帮助没有散寒的食物大，甚至还有些助纣为虐，于是身体需要消耗更多正气来赶走寒邪，病程也就变长了。

虽然那位患者坚信自己家的传统是正确的，但我还是把上面的道理都讲给他听，并且希望他以后如果是寒咳，可以考虑用紫苏、葱白、大蒜等食物，而不是梨子，我希望他能听进去这个建议。

## ⊙我的食疗菜谱：

### 1. 葱白萝卜汤

**材料**：葱白6根，萝卜1个，生姜15克

**做法**：（1）准备材料：先把葱白洗净，切段。萝卜和生姜洗净后切片，生姜需去皮；

（2）锅中加水，水量三碗左右，放入萝卜，中火煮熟。

　　（3）萝卜煮熟后放入葱白和生姜，小火煮5分钟左右即可关火。

**功效**：葱白可以发汗解表，散寒通阳，萝卜化痰止咳，此汤适合外感风寒引起的感冒、咳嗽等症状。

**说明**：需趁热服用。

### 2. 大蒜冰糖水

**材料**：大蒜30克，水200毫升，冰糖适量

**做法**：（1）准备材料：大蒜剥掉外面的白皮，用刀把它拍烂。

　　（2）锅中加水，放入大蒜和冰糖，煮到水发白即可关火。

**功效**：大蒜可以杀菌止咳，而冰糖可以止咳化痰，二者同用会增强止咳效果，但只适合风寒感冒引起的咳嗽。

**说明**：现煮现喝，趁热饮用。另外，用大蒜止咳可以有很多方法，含咬生大蒜、大蒜敷脚心、烤蒜末、嗅蒜蓉都可以。

# 4. 热咳：雪梨、藕汁清肺火止咳嗽

　　有寒咳就有热咳，和风寒咳嗽相比，热咳的主要表现是咳嗽的时候咳痰不爽，咳出来的痰发黄，或者黏稠，咳嗽气粗，或者声音哑，而且，口干口渴、咽喉干燥疼痛的症状比较明显。如果你咳嗽的时候有上述症状，基本可以判断是热咳。

热咳的原因很多，可能是因为外感风热之邪，也可能是风寒之邪入里化热，还有可能是近段时间吃了太多上火的东西，内生火热，痰热郁肺；也有可能是因为生气或者抑郁，使得肝失调达，气郁化火，肝火犯肺……很多原因都可能导致热咳，并不仅仅是风热感冒才会。

不管什么原因导致的热咳，症状和治疗原则都是比较一致的。既然是热咳，一定是内火灼津、伤阴耗液、肺失宣降，所以才会肺气上逆，冲击呼吸道，让你想要咳嗽。

一般来说，热咳在夏天、秋天比较常见。但是我发现，每次节假日过后，尤其是春节过后，会有一拨热咳患者。为什么呢？很有可能是节假日饮食不加节制，大鱼大肉吃多了，体内生火又生痰，就开始咳嗽了。

这种看起来似乎原因不明的咳嗽，在老人和孩子身上更常见。我有一位长辈，一到冬天，就开始咳，除了咳嗽，还口干舌燥嗓子疼。他一直认为，是冬天在暖气屋里待久了，燥得慌，多喝水就成，一直也没当回事。

等我发现的时候，他已经咳了很多年，我详细问了问他的具体症状，判断他这是热咳，不是燥咳，因为他小便呈赤黄色，咳的都是黄痰，而燥咳几乎没有痰。

我跟他讲了以后，建议他吃点疏风清热、宣肺止咳的药物。与此同时，饮食上一定得注意，要清淡点儿，辛辣刺激的食物尽量不要吃，还建议他多用雪梨和莲藕汁调理。

雪梨是梨子的一种，因为肉嫩白如雪得名，它汁多味甜，而且药用价值很高，能够清心润肺、止咳润燥、利便醒酒等，可以生吃，还可以蒸煮做成汤羹，味道和药效都不错。

而莲藕，也是著名的药食两用食材，需要说明的是，莲藕原本性偏寒凉，所以生吃能够清热润肺，缓解口渴、焦躁等症状。但是，当莲藕做熟以后，就会由寒变温，功效变成健脾开胃、止泻固精。所以，如果想要治疗热咳，我们需要用莲藕汁，而且是生莲藕汁。

## ⊙ 我的食疗菜谱：

### 1. 贝母梨

**材料**：贝母5克，梨1个，冰糖1汤匙

**做法**：（1）准备材料：把梨洗干净，在梨上部1/4处横着切开，把梨核挖掉，切掉的部分当作盖子。

（2）把贝母碾碎成粉末，放在梨子中间挖出来的坑里，然后盖上盖子，外表看起来还是完整的梨子，放入容器中。

（3）蒸锅加水，放入盛有贝母梨子的容器，大火蒸1小时即可关火。

**功效**：贝母是常用的化痰止咳药，此方清热凉血，对于热咳、胸闷心烦、咽干口渴等热性病症都有疗效。

**说明**：梨汁和梨肉都要吃掉，贝母可以选川贝，药店可以买到。

### 2. 莲藕秋梨汁

**材料**：莲藕300克，秋梨500克，冰糖5克

**做法**：（1）准备材料：莲藕去皮，去节，洗干净切成块。雪梨也洗净，去掉核，切块。

（2）把莲藕块和雪梨块放入榨汁机中，加入少许凉开水，榨成汁。

（3）在莲藕梨汁中加入冰糖（也可以不加），搅拌均匀后即可饮用。

**功效**：清香甘甜，润肺清燥，养阴清热，止咳祛痰。

**说明**：莲藕和雪梨都偏寒，生吃碍脾胃，所以脾虚胃寒、容易腹泻的人不宜生吃。

##  5. 燥咳：枇杷、柚子皮养阴生津

除了寒咳、热咳，还有一种咳嗽叫"风燥咳嗽"，通常在秋天出现。为什么会出现这种咳嗽呢？这得从肺脏的喜好说起。

我们的肺脏，它特别喜欢湿润，不喜欢干燥，所以它对干燥特别敏感。秋风一吹，肺脏就有反应了，很多人会觉得自己鼻孔干燥、咽喉干燥、皮肤干燥，这也就罢了，还开始咳嗽。而且声音嘶哑，严重的还会气喘不停，这就是秋燥了。

有一年秋季，在楼下遇到刚搬过来的一户邻居，他说自己嗓子疼、上火、咳嗽，估计是要感冒，就让我推荐点儿感冒药吃。我问清楚以后告诉他，这只是秋燥，不是感冒，不能乱吃药。

对付秋燥的最好方法，就是多喝水，如果觉得白开水淡而无味不想喝，那就加点"料"，可以是滋阴润燥的蜂蜜，也可以是养阴生津的梨汁、甘蔗汁。除了多喝水，还可以多吃水果，秋天的应季水果，比如，梨、苹果、葡萄等，都不错。

对于我这位已经秋燥严重的邻居，一方面我让他少吃油炸、烧烤和刺激性、热性食物；另一方面，我也向他推荐枇杷和柚子皮进行食疗。

枇杷不仅是味道甜美的水果，还是一味良药，大家应该听过大名鼎鼎的"川贝枇杷膏"，那里面就有枇杷。中医认为，枇杷"秋萌、冬华、春实、

夏熟，备四时之气"，有"止泻下气，利肺气，止吐逆，主上焦热，润五脏"的功效，对于肺热咳嗽、咳痰的治疗效果很好。

而柚子皮，大家可能在蜂蜜柚子茶中见到过它的身影。它味辛甘苦，可以化痰、消食、下气，对于气郁、胸闷、食滞、咳喘都有不错的疗效。所以，大家吃完柚子以后，不要把皮丢掉了，自己做点菜、制成茶，都是美味又健康的。

不过，大家也要注意，秋燥还分为"温燥"和"凉燥"两种，一般以中秋为分界线，中秋以前，还有暑热余气，所以通常是温燥。中秋以后，秋风一天凉似一天，大多是凉燥。这两种"燥"，一个偏热，一个偏寒，治疗起来是有差别的，大家可以根据前面我讲过的知识判断。

## ⊙我的食疗菜谱：

### 1. 自制枇杷膏

**材料**：鲜枇杷叶（去毛）1000克，枇杷果1500克，冰糖适量

**做法**：（1）准备材料：把枇杷果和枇杷叶洗干净。枇杷果去核，但核不要丢掉。

（2）把枇杷果肉和适量白开水放入榨汁机，榨汁。

（3）锅中加水，倒入枇杷果肉汁、枇杷叶和枇杷核，大火烧开后，用小火煎熬7~8小时。

（4）去掉渣滓，留下汁液，过滤后加入冰糖，即成黏稠的枇杷膏。

**功效**：润肺、止咳、润喉，治疗秋燥咳嗽与咽干口干等症状。

**说明**：可以在枇杷成熟的季节制好，放入冰箱，妥善保存，待到燥咳、咽干时服用。但枇杷性凉甘寒，所以脾虚、便溏、胃寒的人不宜多吃。

### 2. 冰糖柚子皮

**材料**：柚子1个，冰糖适量

做法：（1）准备材料：把没有剥皮的柚子放在淡盐水里浸泡半小时，去除柚子皮上的残留农药。然后把柚子皮洗干净，切成条状。

（2）锅中加水，放入冰糖，冰糖和水的比例大约是1∶5。

（3）大火烧开后，放入柚子皮，柚子皮和水的比例大约是1∶3。

（4）大约煮20分钟，当柚子皮变得透明、糖汁变得黏稠时即可关火。

功效：清肺润燥，止咳化痰。用于肺热燥咳，痰少咽干。

说明：因其性凉且有滑肠功效，所以孕妇及气虚体弱、经常腹泻者请遵医嘱。

## 6. 咽炎：无花果、麦冬滋阴润燥利咽

中医并没有咽炎这个叫法，我们把咽喉红肿疼痛、咽痒干灼、吞咽不利、有异物堵塞感等症状的咽喉病，叫作"喉痹"，它和西医的咽炎概念基本对应。

当然，根据中医的传统，我们又把"喉痹"分为"风热喉痹""虚火喉痹"等类别，它们又分别和"急性咽炎""慢性咽炎"的概念相对应。在漫长的岁月里，对于如何治疗喉痹，祖国医学积累下了一套完整的理论体系，留下了许多方便好用的方剂。

所以，基本上，我的亲朋好友中，如果有咽炎症状，我都能帮他们药到病除。前些天有一位朋友介绍过来一位病人，他每到冬天，就觉得嗓子里有什么东西卡着似的，特别不舒服，就"总想把卡着的东西咳出来"，于是会经常清嗓子，不停地"嗯、嗯"。

办公室本身不算大,他偶尔清两声嗓子也就算了,经常这样干,时间久了,同事们不乐意,后来终于有人忍不住开口抗议了:"老杨,你这是什么毛病啊?要不去看看医生?"

他这才意识到,原来自己已经影响到了别人的工作,连忙去医院检查,诊断结果是慢性肥厚性咽炎,医生建议他进行激光治疗。他觉得害怕,回家和爱人商量,后来朋友介绍让他来看看中医,他就来找我了。

我告诉他,原本他的咽喉就有炎症,又不断清嗓子,导致咽喉壁持续受损,就加重了咽炎症状。中医肯定不会建议他激光治疗,我分析以后,认为他的病症是虚证,由于气热内结,加上风热邪毒之气,内外热邪结于咽喉,咽喉失于濡养,这才发病的。

治疗的时候,可以用药物进行调理,滋阴降火。但是由于病程比较长,治疗也需要一段时间。听说可以不用做手术,他表示没问题,一定按时吃药。除了给他开药,我还建议他吃两种食物:无花果和麦冬。

新鲜无花果的味道特别清甜,有抗炎消肿的功效,可以很好地利咽消肿。吃一些新鲜无花果治咽炎,是乡间很多人都知道的常识。唯一的遗憾是它特别难保存,所以想要吃到新鲜、自然成熟的无花果,一年中只有短短那么几周的时间。不过还好,我们还有无花果干可以用。

而麦冬这味中药,被《神农本草经》列为养阴润肺的上品,《本草分经》说它的功效是"润肺清心、泻热生津、化痰止呕、治嗽行水"。简单来说,它生津解渴、润肺止咳的效果相当好,所以可以用来辅助治疗咽炎。

## ⊙我的食疗菜谱:

### 1. 无花果冰糖饮

**材料**:无花果150克或者无花果干30克,冰糖适量

**做法**:(1)准备材料:把无花果清洗干净。

（2）锅中加水，放入冰糖和无花果，小火煎煮5分钟即可饮用。

功效：清热生津、解毒消肿，治疗咽喉疼痛、肺热声嘶等症状。

说明：也可以直接用开水冲泡，代茶饮。但感冒引起的咽喉疼痛，不宜使用这个食疗方。

### 2. 麦冬莲子饮

材料：麦冬15克，莲子15克，冰糖适量

做法：（1）准备材料：麦冬和莲子清洗干净，莲子提前用温水浸泡一两小时。

（2）锅中加水，放入麦冬和莲子，大火烧开后小火煎煮15分钟左右即可。

功效：滋阴益肾、生津止渴，可以缓解咽部疼痛、干燥、咽干、声音嘶哑等咽炎症状。

说明：脾胃虚寒、感冒的人请遵医嘱，而且麦冬毕竟是药物，不宜长期服用。

# 7. 支气管哮喘：杏仁、百合润肺平喘

每到春夏之交繁花盛开的季节，我们大家都欢欢喜喜地外出踏青，可对小林来说，这却是一段噩梦似的日子。为什么呢？花一开，他就开始打喷嚏、流鼻涕，接着就开始胸闷气短、咳嗽，嗓子眼儿发出奇怪的声音，甚至

喘不过气来,而且越是夜里越严重,那可真是夜不成寐。

我认识他的时候,二十多岁的人,已经喘了好多年,听说从少年时就开始了,爸爸妈妈多方求医,中医西医各种药都吃了,或多或少暂时能抑制症状,但来年春秋接着喘。

后来,家人也都习惯了他的病症,也不太在意了。但小林发现,咳喘越来越严重。医生都说要他避免接触花粉,可这是几乎不可能办到的事情,戴口罩也不管用。到后来,别的季节稍不注意也开始喘。小林开始托亲友打听,到处求医问药。

他在朋友介绍下找到我的时候,我说自己并不主攻哮喘,而且素来有"内不治喘,外不治癣"的说法,我非要去挑战自己并不算特别擅长的事,很容易砸了自己的招牌。但小林表示,自己已经失望了无数次,让我就死马当作活马医,好歹帮帮他,没治好也无所谓。

话都说到这份儿上,我也深知小林多年为哮喘所扰的痛苦,就答应帮他试着调理一下。中医是把"哮"和"喘"分开的,"喘以气息言,哮以声响名",哮证必兼喘,而喘证不必兼哮。至于发病原因,"哮病之因,痰饮留伏,结成窠臼,潜伏于内,偶有七情之犯,饮食之伤,或外有时令之风寒,束其肌表,则哮喘之证作矣。"

治疗的时候,我们自然要由病因入手。我给小林把了脉,又跟他聊了很久,了解他的日常饮食、生活习惯,工作状态,自己和家族的病史,等等。对小林的身体状况有了一个比较全面的了解。然后,我这才开始慎重地开药方。

一开始,我并没有着急给他治哮喘,而是先调理身体,扶正固本。毕竟是年轻人,底子好,过了俩月,身体就调理得差不多了,这才开始着手针对哮喘。

小林这病因比较复杂,有饮食不当、酸甘肥味太过;也有脾肾阳虚、气不化津的原因,然后在季节变化时气候和花粉等各种诱因的作用下,这才导致痰气交阻,肺气升降不利,于是呼吸困难,气息喘促。

由于他的病程比较长,调理起来也比较缓慢,现在已经将近一年了,小林还是会每个月来拜访我调换药物。但是在这个过程中，经过了一个春季一个秋季，小林咳喘的程度明显轻多了，我和他都看到了希望。虽然我不敢保证能彻底治好他的咳喘，但我们都有信心。

如何用药我在这里讲了也没用，因为中医讲究辨证施治，对症下药，小林吃了管用的药，对大家未必适合。但在治疗期间，小林遵从我的嘱咐，食谱中适当增加了两种食物：杏仁和百合，这个大家倒是可以参考。

在中医看来，白色的食物大都养肺，而杏仁有降气定喘止咳的作用。不过，杏仁分为南杏仁和北杏仁，南杏仁，也就是甜杏仁更偏向滋润，可以治疗肺虚、肺燥的咳嗽；而北杏仁，也就是苦杏仁更偏向降肺气平喘，治疗肺实的咳喘。苦杏仁一般入药，我让小林吃的就是这种。

西医认为，这种苦杏仁含有一种叫苦杏仁苷的物质，它被人体肠道吸收以后，会产生微量的氢氰酸与苯甲醛，它们对呼吸中枢有抑制作用，可以起到镇咳、平喘的效果。

而百合味甘微苦，是著名的养阴润肺、清心安神食材，可以很好地润肺止咳。哮喘患者多吃百合，不仅可以补虚强身、营养滋补，还对其他季节病有一定的防治效果。

## ⊙我的食疗菜谱：

### 1. 杏仁粥

**材料**：苦杏仁10克，粳米100克，冰糖15克

**做法**：（1）准备材料：粳米淘洗干净，用冷水浸泡半小时。用温开水把苦杏仁浸泡半小时，然后搓去外皮，把杏仁尖除去。

（2）把苦杏仁捣碎或者拍碎，然后加入适量冷水，研磨成浆汁。

（3）锅中加水，放入浸泡好的粳米和苦杏仁浆，一起煮粥。

（4）待到粳米熟烂时，加入冰糖搅拌均匀，略煮一下即可。

功效：益气养血，润肺止咳平喘，可以缓解多痰、咳嗽、气喘等症状。

说明：苦杏仁略有毒性，用量一定不能随意增加。

### 2. 黄芪百合粥

材料：百合30克，黄芪30克，粳米100克，红糖适量

做法：（1）准备材料：把百合、黄芪洗干净，粳米淘洗干净后用冷水浸泡15～30分钟。

（2）砂锅中加水，放入百合、黄芪，大火烧开后，转小火煎煮30分钟关火，滤去渣滓，只留药汁。

（3）把药汁倒入锅中，放入浸泡好的粳米，煮至熟烂时，加入红糖搅拌均匀即可。

功效：黄芪补肺气，百合润肺阴，此粥可以调理由于肺气虚弱引起的支气管炎、支气管哮喘等病症。

说明：百合性寒，因受风寒而咳嗽者不宜服用。

# 8. 支气管炎：山药、芦根清热泻火润肺

大张来找我看支气管炎，是被媳妇逼的。用他的原话是："我新娶的这个媳妇太柔弱，受不了我每天早晨咳嗽吐痰，说每次都把她吓醒。"看样子他很在意新夫人，这就托人介绍医生，找到了我。

问完症状以后，显然他这是老慢支，每年总有那么几个月，咳嗽、咳痰

几乎从没停过，偶尔还气喘。一到冬天或者季节变换的时候就反复出现呼吸道感染。这些症状好像也不怎么严重，而且听说很难根治，所以他没怎么在意，也不去看医生。反正家人也习惯了，这么多年也就这样过来了。

但是现在夫人提出严重抗议，大张只好来看医生了，问能不能不让自己咳嗽吐痰。他最近咳嗽咳痰严重，是处于慢性支气管炎急性发作期，这个名字听起来很拗口，但相信大家能理解。

在支气管炎的发作期，咳、痰、喘的症状会比较明显，熬过了一段时间，即便你没管他，可能自己也会进入"慢性迁延期"或者"临床缓解期"。虽然看起来症状轻了，甚至消失了，但这并不意味着支气管炎痊愈了，它只是暂时没有发作。

和急性病相比，慢性病的调理通常都会更费劲一些。发作期，要祛痰镇咳、解痉平喘；缓解期也不能掉以轻心，要益气固表。在用药过程中，我还给他推荐了两种食物，可以适当多吃，一种是山药，一种是芦根。

山药的名字里就带有药，它的确是非常好的药物，同时也是非常重要的食物。《本草纲目》认为它能"益肾气、健脾胃、止泻痢、化痰涎、润毛皮"，不仅如此，它还可以益肺气、养肺阴，所以对于呼吸道疾病也大有好处。

现代营养学认为，山药中所含的皂苷、黏液质，有润滑、滋润的作用，所以能够治疗肺虚、痰嗽、久咳等症状。

而芦根，是著名的清热泻火药，可以清热生津、除烦止呕，对于热病烦渴、胃热呕吐、肺热咳嗽、肺痈吐脓等疾病都有很好的效果。需要注意的是，鲜芦根的药效更强，大家尽量鲜用。

## ⊙我的食疗菜谱：

### 1. 山药甘蔗饮

**材料**：新鲜山药120克，新鲜甘蔗1根做法：（1）准备材料：先把甘蔗去皮切段，放入榨汁机榨成汁，也可以让卖甘蔗的代为加工成汁。

（2）把新鲜山药洗净去皮捣烂，然后加入200毫升甘蔗汁搅匀。

（3）把山药和甘蔗汁一起倒入锅中，大火烧开后略煮片刻即可关火，稍冷后即可趁热饮用。

功效：甘蔗可以润肺止咳、生津润燥，二者同用对虚热咳嗽、痰气喘急、气管炎患者有很好的食疗作用。

说明：山药尽量选择药效更佳的淮山药。

### 2. 芦根麦冬饮

材料：鲜芦根30克，麦冬15克

做法：（1）准备材料：把芦根和麦冬冲去浮尘，洗干净。

（2）加入开水后，加上盖子焖泡10分钟即可饮用。此后可以一直加开水，代茶饮。

功效：生津清热、养阴润燥，适合肺燥、支气管炎患者日常饮用。

说明：也可以搭配桑叶、菊花等药物疏风清热、宣肺止咳。

# 9. 慢阻肺：桑叶、白果疏风化痰补肺气

慢阻肺的全称是"慢性阻塞性肺疾病"，这是一种死亡率比较高、比较严重的疾病，但遗憾的是很多人对这种疾病并不了解，老觉得它离自己很

远，事实可未必如此。

我的一位发小，是个老烟枪了。听说室内全面禁烟，着实让他痛苦了一阵子。然后发现对他好像没什么影响，烟照抽不误，又高兴起来了。

所有人都告诉他"抽烟有害健康"，他自己也非常清楚，但就是不肯戒，谁说都不听，所以熟悉他的人早都放弃了劝他戒烟。对于他的咳嗽，亲朋好友也都习以为常了："抽烟嘛，哪能不咳嗽，肯定是气管炎。"

然而有一次一起吃饭时，我发现他不仅咳嗽严重，而且似乎呼吸困难，就问他有没有经常感觉到气短。听到他回答"是"，我建议他去检查检查是不是慢阻肺，因为气短或者呼吸困难，是慢阻肺的标志性症状。

他老大不情愿，还一副满不在乎的样子。倒是他太太挺上心，跟我保证一定会带他做检查。没过几天，他哭丧着脸来找我了，说检测了肺功能，医生说他一秒钟通气量跟用力肺活量的比例，不到60%，毫无疑问是慢阻肺。

他说也不知道这是啥意思，但毫无疑问自己的肺出毛病了，让我想办法给治治。我说我也不专治肺病，但可以给他一些建议。第一条就是，烟能戒最好戒了。然后，中医认为，痰瘀伏肺、肺气郁闭是根本原因。也就是说，要从痰、瘀、肺气虚这三者入手调理。

给了他一些药物建议以后，我给他的食疗建议是多吃银耳、百合、杏仁等白色的食物，它们大都能够滋阴润肺、止咳平喘。而我着重强调的两种食物是桑叶和白果。

为什么特别推荐它们呢？先说桑叶。我们大家熟悉的一味凉茶"夏桑菊"，里面的"桑"就是桑叶，桑叶的主要功效是疏散风热、清肺润燥、平肝明目、凉血止血。对于慢阻肺患者来说，桑叶善于泄肺热，清肺润燥，对于肝阴不足、肺热燥咳等症状有很好的缓解作用。它可以和不同的药物搭配，比如，和牛蒡子一起，就会侧重于散风清肺；而和麦冬搭配，则侧重于清燥润肺。

而白果,也就是银杏果,中医认为它能敛肺气、定痰喘,所以能够减少痰量。不管是偏寒还是偏热,凡是咳喘、气逆、痰多的症状,它都适用。

## ⊙我的食疗菜谱:

### 1. 桑叶杏仁饮

**材料**:桑叶10克,杏仁6克,川贝3克,冰糖10克

**做法**:(1)准备材料:把川贝、桑叶洗干净,杏仁洗干净,去皮。

(2)把桑叶、川贝和杏仁一起放入锅中,加水约500毫升。

(3)大火烧开后,用小火煎煮25分钟后关火。滤去渣滓,在汤汁内加入冰糖,搅拌均匀即可。

**功效**:止咳化痰、清热平喘,适合慢阻肺急性发作期以及病后迁延期饮用。

**说明**:脾胃虚寒、便溏者慎用。

### 2. 白果粥

**材料**:干白果30克,粳米100克,冰糖适量

**做法**:(1)准备材料:把白果洗干净,提前浸泡一晚上。如果用鲜白果则不必浸泡,但用量需加两倍。

(2)锅中加水,放入白果和粳米,先用大火烧开,然后转小火煮半小时左右即可关火。

(3)关火后,可以根据个人口味放入适量冰糖调味。

**功效**:祛痰、止咳、润肺、定喘,属于《本草纲目》中的止咳平喘类药粥。

**说明：** 有实邪者不可服用。另外大家一定要注意，生吃白果，或者炒食过量，可能会导致中毒，尤其注意不要让孩子误吃。

## 10. 鼻炎：辛夷、黄芪善通鼻窍益气固表

鼻炎这种病，看起来不算大，似乎也不要命，但是却非常麻烦，它很顽固，很难见效，更难根治。它可以被分成单纯性、萎缩性、肥厚性、过敏性、化脓性鼻窦炎等好几种，但不管哪种鼻炎，都有一些共同症状，比如，鼻塞、鼻痒、流鼻涕、打喷嚏。

别看这些症状都是小毛病，还真是特别烦人。我的一位高中女同学，大学毕业后在外企工作，薪资相当令人羡慕。可是两年前，正在事业发展黄金时期的她，也许是长期工作压力大、生活习惯不好，她突然患上了过敏性鼻炎。

"你想想看啊，我是要天天见客户，跟人谈判的，正说话呢，突然又是打喷嚏，又是流鼻涕，会给人什么印象啊？妆都花了，形象全无。而且还会偏头疼，这一切已经严重影响到了我的工作，我跟老板请示休假一个月，他很痛快就批准了，搁以前，这是难以想象的。但这也意味着，如果我不能养好身体，很可能就要失去这份工作。"她跟我诉苦。

我能想象出鼻炎患者跟人打交道时的尴尬，但我更知道鼻炎有多难治。但既然同学那么信赖，我也答应试试看。说到底，我认为鼻炎的本质还是正气不足，导致外邪客于肺脏，而肺气不足，无力驱除外邪，所以邪气久客，

病程也就缠绵难愈。

于是，我还是从扶正固本入手给她调理身体，我让她做好心理准备，这个过程会比较漫长，她表示理解。同时我还要她一定在饮食上多加注意，因为食物对于塑造身体的作用非常明显。而我重点推荐给她的辛夷、黄芪，她也坚持使用。现在，她的工作早已不受影响了。

之所以推荐辛夷，是因为它在治疗鼻腔疾病方面有神效。《本草求真》中说辛夷花"辛温气浮，功专入肺，解散风热。治风热移脑，鼻多浊涕，风寒客于脑之鼻塞头痛及目眩齿痛，九窍不利等。"

因为它辛散温通，芳香可以上行头面，所以善通鼻窍。《本草纲目》说辛夷花"善治鼻渊、鼻鼽、鼻疮及痘后鼻疮。"这些疾病名字大家可能看不懂，没关系，你知道它对跟鼻子有关的疾病有非常好的疗效就可以了。

而根据现代药理学的研究结果，辛夷花中的挥发油，能够收缩鼻黏膜血管，这种功效相当于麻黄碱。把辛夷花制剂作用于鼻腔黏膜，可以产生一层凝固物，减少分泌物和渗出物。而且实验室已经证明，用辛夷花提取油治疗肥大性鼻炎的有效率，高达92%以上。

所以，治疗鼻炎，我肯定会向大家推荐辛夷。而黄芪则是著名的补气佳品，它补的是中气，相对比较温和，但效果可一点不差。它可以"补五脏诸虚，泻阴火，去肺热"，尤其善于治气虚。所以，我们可以用黄芪补肺益气固表的功效，来解决肺气虚的问题。

## ⊙我的食疗菜谱：

### 1. 辛夷花鸡蛋

**材料**：辛夷花适量

**做法**：（1）准备材料：把辛夷花洗干净。

（2）砂锅中加水适量，放入辛夷花，开大火煎煮，待到水只剩下一半时关火。

（3）用另外一个锅把鸡蛋煮熟，然后剥去蛋壳，用牙签在鸡蛋上扎几个小孔。

（4）把熬煮辛夷花的砂锅重新放到火上，把鸡蛋放入辛夷花汁中，一起用中火煮15分钟即可。

**功效**：通窍止涕止头痛，对于各种鼻炎均有较好疗效。

**说明**：阴虚火旺者，不宜多用辛夷。

### 2. 黄芪粥

**材料**：黄芪30克，粳米100克

**做法**：（1）把黄芪清洗干净，用300毫升清水浸泡半小时。

（2）把浸泡黄芪的水和黄芪一起放入锅中，用中火煮半小时，滤出药汁。

（3）把黄芪继续放入锅中，加入300毫升水，煮15分钟，滤出药汁。

（4）重复上一步骤，也就是说把黄芪煎三遍。

（5）把这三煎三煮的水合并在一起，晾凉，把粳米放入其中浸泡30分钟然后煮粥即可。

**功效**：补气正虚，治疗困倦气短等症状。

**说明**：黄芪的用法很多，但最好是清淡一些，更推荐大家煮粥或者煮水喝，感冒和经期慎用。

# 第六章
## Chapter 6

## 14种小儿常见病，小食小材小病消

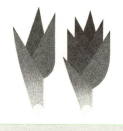

**1. 积食：炒麦芽、炒山楂减轻肠胃负担**

亲戚朋友家的孩子，凡是积食的时候，大人都会给他们吃点炒麦芽或者炒山楂这样的小食方。据说是从我这里流传出去的，一来二去，在亲朋间广为传播。其实这不是我的功劳，古代医书中有很多记载，我只是做了一回搬运工。

积食这种毛病，很多孩子都会有，所以这里我也想给大家讲讲。那些老是害怕孩子吃不饱的父母或者老人，一定要记得，孩子的脾胃还比较虚弱，"若要小儿安，三分饥和寒"，宁可让他们有饥饿的感觉，也不能让他们吃太饱。吃太饱了，不但营养吸收不了，还会导致孩子"积食"。

如果你发现孩子突然胃口变差，而且有口臭、鼻梁两侧发青、胃不舒服、肚子胀、睡不踏实、手脚心发热、无精打采的情况，甚至发热，就有可能是积食了。

虽然中医上说"积食郁热"，时间长了，积食会给孩子带来咳嗽、便秘、发热、反复呼吸道感染等病症，只要及时处理，积食倒也不是大毛病。

但这积食处理起来，也不是吃大山楂丸助消化那么简单，我们还要分各种情况。比如，孩子要是特别爱吃肉，肉吃多了积食，可以吃焦山楂；要是孩子不爱吃肉，而是米面吃多了，可以用焦锅巴或者炒麦芽；如果孩子是吃汤圆等难以消化的甜腻之物导致积食，也可以用炒麦芽；要是鸡蛋吃多了不消化，可以用醋或者神曲……

不过由于一般家长都不会给孩子们乱吃东西，所以通常导致积食的原因都是肉吃多了，或者饭吃多了，那么这时候，我们分别用焦山楂和炒麦芽来处理就好。

焦山楂不是什么稀奇的山楂品种，而是把干净的山楂果肉炒到表面变成焦褐色，就成了。大家可以在药店买到。炒熟以后，它的酸味变弱了，苦味增加了。功效主要是消食健胃，行气散瘀。不管大人还是小孩，如果是肉食积滞、胃脘胀满，吃它就行。

而炒麦芽的功效是健脾和胃，消食化积。对于米面、红薯等淀粉类食物引起的积食，它有很好的助消化作用。用现代营养学的说法是，炒麦芽不仅可以促进胃酸和胃蛋白酶的分泌，而且它所含的 α 淀粉酶和 β 淀粉酶，还可以把淀粉分解成麦芽糖与糊精，所以能促进消化。

## ⊙我的食疗菜谱：

### 1. 糖炒山楂

**材料**：山楂350克，冰糖或白砂糖150克

**做法**：（1）准备材料：把新鲜山楂洗干净，在中间划一刀切开，取出核。

（2）在干净的炒锅中放入冰糖，用小火炒化。为了防止炒焦，可以加一点点水。

（3）冰糖炒化后，放入山楂，再炒5分钟左右，闻到酸酸甜甜的味道即可关火。

**功效**：消食化积，导滞，用于肉食积滞。

**说明**：大人可以直接把焦山楂研末用水冲服，但孩子往往抗拒吃药，可以给他们选择美味的糖炒山楂。

**2. 炒麦芽水**

**材料**：炒麦芽10克，水适量

**做法**：（1）准备材料：把炒麦芽洗干净，用冷水浸泡半小时。

（2）锅中加水，大火烧开后转小火，煎煮10分钟左右即可。

**功效**：行气消食，健脾开胃，用于米面薯蓣食滞证。

**说明**：可以少量多次给孩子服用，但煮好的水要当天喝完，不要过夜。

##  2. 痢疾：马齿苋、扁豆花止泻暖胃

和腹泻相比，痢疾虽然看似症状差不多，但显然它们的病因和治疗方法都不同。痢疾除了肚子疼、发热以及排黏液或脓血便之外，它还有一个明显特征，跟它的名字比较一致，那就是"里急"，确切来说是里急后重，也就是说，排便的时候特别内急，排完便以后并不轻松，会有下坠感。

孩子们出现痢疾，大都是在夏季和秋季。西医学认为病因是食物或者餐具、玩具被细菌感染，而中医学认为，急性痢疾大都是湿热痢，当我们外受湿热疫毒，内伤饮食生冷，积滞于肠中，就会导致痢疾。治疗的时候，需要分虚实，然后分别予以清热化湿、消积导滞或是补中益气。

具体怎么治疗这里我就不多讲了，给大家讲讲痢疾时的饮食问题。我知

道到现在为止，民间还有一种说法，说闹痢疾的时候，为了不让孩子感受到排便的痛苦，就要让他禁食，别吃东西。

我一位朋友的母亲，就是这样做的。由于朋友夫妻都要上班，家里的小朋友就交给奶奶带了。这一天，小朋友突然吵着肚子疼，不停地上厕所，拉的都是白色稀水样的便便，还有轻微的低热。老人家判断孙子这是闹痢疾了，根据她的知识和经验，要禁食。

于是，她自作主张，狠下心来不给孙子吃东西。于是，小朋友一天没进食，等到晚上夫妻俩下班，看到孩子"眼窝内陷，人都瘦了一圈"，而且哭着说"奶奶不让我吃饭"时，媳妇忍不住了，跟婆婆大吵。婆婆也很生气，说："孩子越吃越拉，我这也是为他好……"

眼看家庭矛盾就要升级，朋友打电话给我，问问这种情况下孩子能不能吃东西。虽然我不想掺和他们的家务事，但事关孩子的健康，我还是告诉他，这种所谓的饥饿疗法是不能随便用的。虽然闹痢疾，孩子的脾胃功能失调，但是消化能力并没有消失啊，他还是可以吸收大部分的营养。而禁食会让孩子的营养状况恶化，还可能影响到他肠黏膜的修复，并不利于病情恢复。

但是，痢疾发病期间吃什么很重要，可以吃一些清淡、营养丰富、容易消化，且油脂少的流质食物，比如，米汤、果蔬汁、藕粉等。等到病情稍微缓解了，饮食也可以慢慢恢复正常，但还是要保证好消化、少刺激。而且，一定要保证水分的补充。

至于用药，我不建议他们服用消炎抗菌药物，如果症状不是十分严重，完全可以用食疗解决。我给他们介绍了两种食疗方，一种是马齿苋，一种是扁豆花。

作为一种乡间常见的野菜，同时也是一味中药，马齿苋有散热消肿、利肠解毒通淋的功效。而且现代临床药理研究也已经证实，马齿苋对于痢疾志贺菌属、痢疾福氏菌属有明显的抑制作用。所以，生病了，不是一定要吃药的时候，我们可以选择有抗菌作用的食物，会更安全。

而扁豆花对于各种痢疾都有比较好的效果。《四川中药志》说它可以"和胃健脾，清热除湿。消暑热神昏，湿滞中焦，下痢脓血，夏日腹泻及赤白带下。"

## ⊙我的食疗菜谱：

### 1. 马齿苋粥

**材料**：新鲜马齿苋500克，粳米100克。

**做法**：（1）准备材料：把粳米洗干净，用清水浸泡30分钟左右。

（2）把新鲜的马齿苋洗干净，放在蒜白中捣烂，然后用纱布挤取汁液。

（3）然后锅中加水，倒入粳米和马齿苋汁，按平时方法小火煮粥即可。

**功效**：清热利湿，主治赤白痢疾。

**说明**：服用此粥时，可以加少许盐调味，如果不喜欢，也可以加糖，视孩子口味而定。

### 2. 扁豆花蒸蛋

**材料**：扁豆花30克，鸡蛋2个

**做法**：（1）准备材料：扁豆花清洗干净。

（2）把鸡蛋打入碗中，加入扁豆花和少许食盐，搅拌均匀。

（3）锅中放水，放入盛有鸡蛋液的容器，蒸熟即可。

**功效**：和中下气，治疗腹痛吐泻、暑湿痢疾等病症。

**说明**：蒸蛋更好消化，也可以煎熟，口感更好，但注意一定要少放油。

## 3. 百日咳：罗汉果、刀豆是偏方

有一天早晨下楼，在电梯里遇到一位抱着小孙女的老太太。小女孩也就两三岁的样子，从进电梯就一直在咳嗽，咳得面红耳赤的，眼泪鼻涕流个不停，但面部表情，应该是很痛苦的样子。我还注意到，小女孩痉挛性的咳嗽后，有一种鸡鸣似的回声。虽然我不是儿科医生，也知道这是百日咳的典型表现。

但小女孩咳得实在厉害，我没忍住问了一声："孩子这是怎么了？"老太太抬头瞧了我一眼，估计看我不像坏人，回答说："百日咳，吃药了，不管用。没辙，得咳满一百天才能好，我们这干着急也没办法。"

我知道百日咳的病程比较长，完全恢复可能确实需要2～3个月，但是谁也没规定这种让人看着特别心疼的咳嗽，就一定要咳满一百天。事实上，如果一开始就加强护理，早日治疗，完全可以缩短病程。

我爱管闲事的天性又发作了，我跟老太太说："我知道一些食疗的小方子，挺管用的。您感兴趣的话可以试试，帮孙女减轻点痛苦。"

老太太一听来了精神，知道我是医生以后，还追着我要了电话号码，问我住在哪层。大约一周过后的一天晚上，她和孩子的父母一起登门表示感谢，说孙女不咳嗽了，已经基本恢复健康。

我跟老太太推荐的两种食材，就是罗汉果和刀豆。罗汉果大家可能都知道，它是我们国家卫生部首批公布的药食两用中药材，能够清热润肺、生津止咳，对于肺热或肺燥咳嗽、百日咳等，都有很好的功效。福建民间流传着一道食疗方，就是用罗汉果和柿饼治疗小孩子百日咳。

而刀豆，它温中下气，利肠胃，而且还有止咳平喘的功效。不管是小孩子百日咳，还是老年人痰多咳喘，我们都可以用刀豆来缓解。

当然，除了它们以外，大蒜、胡萝卜、萝卜、马齿苋、冬瓜等食物，对百日咳都有食疗作用，这里我就不多讲了。

## ⊙我的食疗菜谱：

### 1. 罗汉果柿饼饮

**材料**：罗汉果1个，柿饼15克

**做法**：（1）准备材料：把罗汉果清洗干净，柿饼切成小块；

（2）锅中加水，放入罗汉果和柿饼，大火烧开后转小火，煎煮10分钟左右即可。

**功效**：止热咳、化浓痰，缓解百日咳症状。

**说明**：也可以直接把罗汉果切片泡水给孩子喝。但罗汉果太甜，太甜容易伤脾胃，所以不能长期饮用。

### 2. 刀豆冰糖水

**材料**：刀豆子25克，冰糖适量

**做法**：（1）准备材料：把刀豆子洗干净。

（2）锅中加大约500毫升水，放入刀豆子，大火烧开后，小火煎煮10分钟左右。

（3）关火后去渣，加入冰糖，每天分成3次饮用。

**功效**：止热咳、化浓痰，可以缓解咽喉炎、支气管炎、百日咳等症状。

**说明**：刀豆性温，胃热者慎用。

 **4. 湿疹：薏米、丝瓜可健脾祛湿**

小朋友长的湿疹，往往也被称为"奶癣"，这种病是相当受罪的。因为长了湿疹以后，孩子会觉得特别痒，甚至是剧烈瘙痒，孩子肯定忍不住去抓挠，然而越抓也就越严重。

于是，我们会看到，小宝宝变成了烦躁的小猴子，总是抓耳挠腮的，脾气变得非常大，晚上哭闹得不能入睡。而他们原本粉粉嫩嫩的皮肤，看起来一块一块脏脏的，总跟没洗干净似的，严重的还有黄色的渗出液。

于是，很多妈妈勤快地给孩子清洗，买了一堆婴儿洗液还有婴儿护肤品。事实上，这样做并不够正确。湿疹的养护，关键是要保持干爽干净，但是又不能过于干燥。

所以，如果孩子长了湿疹，衣服不要太紧，也不要给他穿得太厚，以免出汗。洗澡是要洗的，但是一来水不能太热，二来不要用肥皂，因为它们都会把皮肤表面的天然油脂洗掉，让宝宝皮肤更干燥，而且还对皮肤产生刺激，加重瘙痒的感觉。

我建议大家只用清水或者淡盐水洗涤就可以，也不用擦护肤品，孩子的皮肤本身就嫩，长了湿疹会更加敏感，所以就不要用化学物品去刺激它了。

尤其想要提醒很多家长的是，千万不要给孩子滥用激素类药物，否则，不仅会引起局部皮肤色素的沉着，湿疹好了以后看起来也脏脏的，更会让宝宝皮肤的抵抗力变差。

但是，我并不是说不能用激素类药物，湿疹非常严重的时候，有时候也不得不用，但请大家一定要遵医嘱，绝对不要滥用药物。

在饮食方面，大家只需要掌握两个原则：清淡、少盐。由于小宝宝的湿疹大都是因为过敏，所以一方面要让孩子远离可能的过敏原，另一方面也要避免在这段时间里给孩子增添新的食物，还要少吃虾、蟹等发物和葱、姜、蒜、辣椒等刺激性食物，以免加剧症状。

适合孩子吃的食物，是清淡的蔬菜和米面等食物。这里我着重给大家推荐两种食物，它们是薏米和丝瓜。中医把"湿疹"叫作"湿疮"，认为它是由风湿热邪客于肌肤形成的。那么我们治疗起来时，就应该清热除湿。而薏米健脾除湿的功效特别有名，它能够清除燥热，治疗脾虚湿蕴症。

而丝瓜不仅是美味的蔬菜，药用价值也很高，它可以清热化痰、凉血解毒、解暑除烦、通经活络等，对于中暑、湿疹、咳嗽等疾病，都有很好的食疗效果。

## ⊙我的食疗菜谱：

### 1. 薏米红小豆水

**材料**：薏米30克，红小豆15克

**做法**：（1）准备材料：把薏米和红小豆洗干净，用清水浸泡30分钟。

（2）把薏米、红小豆和浸泡它们的水一起放入锅中，大火烧开后，小火熬煮约1小时；

（3）待到米熟豆烂，即可关火食用。

**功效**：散风解毒去湿，适用于湿热俱盛型的湿疹宝宝。

**说明**：这个汤水不能加大米煮成粥，因为大米本身含有湿气。虽然薏米和红豆怎么熬都不会变得黏稠，汤很清，但恰恰是这种性质可以除湿。

### 2. 丝瓜汤

**材料：** 新鲜丝瓜30克，盐适量

**做法：**（1）准备材料：丝瓜洗净去皮（也可以不去），切成小块。

（2）锅中加水，放入丝瓜块儿，大火烧开后，转小火熬煮15分钟左右。

（3）加入少许盐调味，即可关火。

**功效：** 清暑热，利水湿，适用于湿疹有渗出的宝宝。

**说明：** 丝瓜性凉，脾胃虚寒的宝宝不宜食用。

## 5. 流行性腮腺炎：黄花菜、牛蒡疗效好

这种民间称为"痄腮"的疾病，很多新任爸爸妈妈并不了解。因此，当孩子的两腮肿起来、但是脸颊上的皮肤又不红的时候，他们往往摸不着头脑。与此同时，孩子的小脸不仅肿，还发高烧、头疼、呕吐，家长们肯定会着急害怕。

其实，这就是流行性腮腺炎，也就是痄腮，俗称"大嘴巴子病"，在3～15岁的孩子身上比较常见。腮帮子之所以会鼓起来，就是因为腮腺感染了，所以肿胀发痛。

我小时候，经常是一个小朋友得痄腮，就能传染一个班，大家一起得痄腮。看到别的小伙伴的怪模样，还相互取笑，其实自己也是那副造型。有的小伙伴得了痄腮，还会用一些偏方，比如醋加墨汁，把脸上涂得黑乎乎的去上学。大家看到后，笑得就更欢乐了。

那时候我们太小不懂事，也不知道它的严重性，长大以后我才知道，其实看似非常普遍的痄腮，也有相当大的危险性，主要是可能引起并发症，比如，腮腺脑膜炎、胰腺炎、心肌炎等，还有的同学，可能会因为痄腮并发睾丸炎或者卵巢炎，导致他们成年以后不孕不育。

所以，如果我们发现孩子出现一侧或者双侧的耳垂肿大、疼痛，同时咽喉疼痛、发热的时候，就得留心是不是要出现腮腺炎了。因为这种病虽然典型症状是腮腺感染肿大，但是它一开始发病时的症状，和感冒很像。

如果孩子真的得了痄腮，可不能顶着两团墨水去上学，他需要做的是和小伙伴隔离开来，然后好好休息。饮食上，要吃一些清淡可口、容易消化的食物，比如，稀粥、煮得比较烂的米饭和面条、果汁果泥等，不好嚼的食物以及辛辣、肥甘厚味的食物都不适合吃。

与此同时，大家也可以用饮食调理，我给大家推荐的是黄花菜和牛蒡。拜"黄花菜都凉了"所赐，不管吃没吃过黄花菜的人，可能都听说过它。黄花菜的营养是非常丰富的，孙中山先生有一道著名的养生"四物汤"，里面排在第一位的就是黄花菜。

在中医看来，黄花菜性平味甘，有清热利尿、解毒消肿、止血除烦的功效，而且还能消炎、安神，所以对于炎症类疾病有比较好的食疗效果。

而牛蒡味苦性凉，它能够清热解毒、疏风利咽、消肿，对于风热感冒、头痛、咽喉肿痛、流行性腮腺炎、疹出不透等疾病，都有相当好的疗效。所以这两味药食两用之品，都可以作为流行性腮腺炎的辅助治疗食物。

## ⊙我的食疗菜谱：

### 1. 黄花菜海带丝

**材料**：黄花菜30克，海带丝30克，麻油、盐适量

**做法**：（1）准备材料：先把黄花菜洗干净，用温水浸泡大约30分钟。

（2）锅中加水，烧开后，放入黄花菜和海带丝同煮，煮熟后关火。

（3）二者沥去水分，放凉后加入麻油、盐拌匀即可。

**功效：** 清热、消肿、散结，可以作为流行性腮腺炎的食疗方。

**说明：** 由于新鲜黄花菜含有秋水仙碱，可能造成胃肠中毒，所以不适合生吃，一般我们选择干品。另外它的粗纤维含量比较高，所以胃肠功能不好的孩子慎食。

### 2. 牛蒡粥

**材料：** 牛蒡子20克，粳米60克，冰糖适量

**做法：** （1）准备材料：将牛蒡子洗干净，用料理机打碎或者捣碎。

（2）锅中加水，放入打碎的牛蒡子，大火烧开后转小火，煎煮半小时后关火。

（3）滤去煎煮好的牛蒡子，只留下汁液。

（4）另起锅，加水，用粳米煮粥，即将煮好时加入牛蒡子汁，搅拌均匀后放入冰糖调味，即可关火。

**功效：** 疏风散热，解毒消肿，用于呼吸道传染病、腮腺炎等疾病。

**说明：** 可以每天2次，趁热温服。

# 6. 小儿便秘：红薯、胡萝卜能通便

有一年过年，亲戚们一起吃饭，一位平时不常见面的远方亲戚，带着自

己刚上幼儿园的孩子一起去了。过年的餐桌上，大鱼大肉那是少不了的，眼看孩子很馋，可是孩子妈妈不让他吃肉，一口也不给吃。

忍着忍着，小朋友还是忍不住，委屈地哭了起来。大家都问孩子妈妈，为什么不给孩子吃肉，少吃点不行吗？孩子妈妈也很委屈，说是孩子已经便秘半年了，西药中药都吃了，可是一停药就不行了。她也知道老吃药不好，就不敢再给孩子吃了。

考虑到孩子可能是消化不好，所以她决定不让孩子吃难消化的大鱼大肉，平时他们家的餐桌上基本以素食为主。这不，过年了出来吃饭，孩子这才见到了久违的肉食。

听完她的讲述，大家议论纷纷，针对这位妈妈的行为，顿时分成了支持和反对两派。然后他们又把目光集中在我身上，让我谈谈到底这样做对不对。

我的意见是，正在生长发育的孩子，不能长时期地戒肉，可能会导致孩子营养不良。但由于孩子严重便秘，这个情况也不能置之不理，需要给孩子忌口，比如，辣子鸡、水煮鱼就不要给孩子吃了，但清淡一些的肉食，比如桌子上的清蒸鲈鱼，就可以给孩子吃几口。

至于平时的饮食，还是要营养均衡，各种食物都给孩子吃一点。为了缓解便秘的症状，我们可以使用按摩加食疗的方法。说着，我把孩子抱过来，用手掌轻轻抚触孩子的腹部。发现小朋友的肚皮紧绷，能按到腹部有硬硬的包块。我让孩子妈妈也来试试看，她也摸到了。然后，我就用温热的掌心在他肚皮上按摩，揉了几分钟，然后大家开始吃饭。

餐桌上的食物，我挑了一些给孩子吃，比如，荷塘小炒中的莲藕，以及芹菜、胡萝卜、清蒸鱼、虾饺等，还给孩子喝了盒酸奶。饭后没多久，大家惊喜地发现，孩子吵着要去便便，他居然成功地排便了。

孩子妈妈这下服了，让我教教她应该怎么做，我让她回去以后多给孩子按摩腹部，不要盲目忌口，但是主要少吃辛辣容易上火的食物，可以多吃一些香蕉、红薯、胡萝卜、芹菜、燕麦等通便的食物,最好能帮孩子养成每天定时排便的习惯。即使没有便意,在固定时间也要上厕所,慢慢养成习惯就好了。

### ⊙我的食疗菜谱:

#### 1. 烤红薯

**材料**:细长的红薯或白薯1根

**做法**:(1)准备材料:用刷子把红薯表皮刷洗干净,不要选择又大又圆的,而是偏细长但又不能太细的。

(2)把红薯放在微波炉里,不需要用烧烤功能,只需要用高火5分钟,然后关掉翻面,再用高火5分钟即可。具体时间要根据红薯个头大小和微波炉功率确定。

**功效**:健脾胃、补虚乏、益气力。红薯中的纤维物质能吸收大量水分,增加粪便体积,缓解便秘。

**说明**:尽量不要空腹吃,每天也不宜超过600克。

#### 2. 胡萝卜汁

**材料**:胡萝卜500克,蜂蜜1汤匙

**做法**:(1)准备材料:把胡萝卜外皮用软毛刷子刷洗干净,切成大小合适的块。

(2)把胡萝卜块放入榨汁机,加入适量白开水,榨汁即可。也可以加热。

(3)在胡萝卜汁中加入蜂蜜,搅拌均匀即可饮用。

**功效**:清热解毒、润肠通便,既好喝解渴,又清肠排毒。

**说明**:由于是给孩子喝,最好加热一下,趁温热饮用。

##  7. 小儿厌食症：酸奶、西红柿增进食欲

俗话说"儿吃一口，娘喜心头"，可是跟我们物质匮乏的童年相比，这年头大家的物质生活水平越来越高，不愁吃不愁喝的，孩子却显得不那么珍惜食物，这不吃那不吃的，让家长们伤透了脑筋。

有一天晚饭后在小区里散步，听到几位带孩子的妈妈和老太太在聊天，主题是自家孩子的胃口。有一位老太太特自豪地说："我们家毛毛真是个大胃王，每天都吃不够，那胃口好的呀，太稀罕人了。"

这引起了其他几位家长的忧虑，一位妈妈说："可能因为我们家囡囡是女孩子，吃得少，每天喂她吃饭我都发愁，总是千方百计想让她多吃一口。"

另一位年轻妈妈也附和道："是啊，我们家朵朵每天吃的，比书上说的分量少多了，我真担心她营养不良。愁死人了。"

还有位老太太说："我们家希希倒是吃得不少，可是这不吃那不吃的，这样子挑食肯定不成啊，可是怎么说他都不听，不爱吃的蔬菜，一口都不肯吃，也不知道是跟谁学的。"

老中青年女性们叽叽喳喳地在交流，其中一位认识我的老太太眼尖，看到我路过，连忙打招呼："董大夫您遛弯呢……"这下可好，妈妈和外婆奶奶们一听是"大夫"，眼睛马上亮了起来，很快把我围起来，七嘴八舌地问

我，孩子胃口不好这个老大难问题，该怎么解决。

我说我不是儿科医生，但是孩子厌食家长一定是有责任的。如果是因为积食或者缺锌、身体不舒服导致胃口不好，那要从根本入手，把导致孩子胃口不好的根源清除掉。

如果孩子挑食，很有可能是受到了身边人的不良影响，要及早纠正过来。家长可以想些法子，比如把孩子不爱吃的蔬菜和肉类掺在一起，剁成饺子馅。

如果孩子只是单纯的胃口不好，可以适当给他们吃一些促进食欲的食物，比如大家熟悉的山楂。但是对小孩子来说，山楂可能太酸，他们不够喜欢。而且，严格来说，小孩子是不大适合吃山楂的。所以，我们可以选择孩子更好接受的酸奶和西红柿。

酸奶除了营养丰富以外，还含有乳酸菌。乳酸菌可以帮我们维护肠道菌群生态平衡，另外它还有一个重要功效，那就是它能够促进消化液的分泌，增加胃酸，所以能够增强我们的消化能力，也就能够促进食欲。

而酸酸甜甜的西红柿，有生津止渴、健胃消食的功能，可以治疗食欲不振、暑热内盛等病症。不过需要注意的是，西红柿做熟以后，虽然损失了一部分维生素C，但是比生吃更有利于重要营养素——番茄红素的吸收。

## ⊙我的食疗菜谱：

### 1. 酸奶水果沙拉

**材料**：酸奶一盒，圣女果、苹果、梨、葡萄、樱桃、草莓、香蕉等水果

**做法**：（1）准备材料：把苹果、梨、草莓、香蕉等比较大的水果都切成小块。

（2）把各种水果和酸奶拌在一起即可食用。

**功效**：改善肠道环境，有效治疗慢性便秘问题。

说明：酸奶有轻泻作用，婴儿不宜食用。而且酸奶不宜过量饮用，也最好不要空腹喝。

**2. 西红柿胡萝卜浓汤**

材料：西红柿150克，胡萝卜100克

做法：（1）准备材料：把胡萝卜洗干净，去皮。西红柿用开水氽烫后去皮，切成小块。

（2）蒸锅中加水，把胡萝卜蒸熟，然后捣成泥。

（3）锅中加少许高汤，放入胡萝卜泥和西红柿块，用大火煮开，熟透后即可关火。

功效：清热消暑、益气生津，有利于增进食欲。

说明：最好不要空腹食用，尽量选择自然成熟的西红柿。

 **8. 小儿遗尿：荔枝、鸡内金补养脏腑**

小宝宝尿在身上是再正常不过的事情，因为他们膀胱容量不够大，也没有控制便意的意识和能力。但是，如果3岁以后，宝宝还是不能自主排尿，如果每周尿床或者尿裤子超过两次，而且持续半年以上，这就是遗尿症了，得治疗。否则，很可能影响到孩子的身心健康。

我的一位朋友是幼儿园园长，大家闲聊的时候，她给我们讲了这样一件事：

她所在的幼儿园里，有一个小女孩，三岁半入园。小女孩第一次午休尿床的时候，自己知道害羞，起床后紧紧拉着被子不让老师掀开。细心的老师猜到了原因，证实以后，悄悄在她耳边说："没关系的，你没有做错什么，老师爱你。"

然后，老师给家长打电话，问他们知不知道孩子的情况，因为这个年龄的小朋友，基本上不会尿床了。小女孩的家里人表示知道，他们是这样回答的："没事，小孩子嘛，尿床很正常，她还小呢，长大自然就不会了。"

可是，她的家人却没有考虑到孩子的自尊心这个问题。当小女孩发现别人都不尿床，只有自己起床后床铺是湿的，她有了深深的羞耻感。而与此同时，虽然老师尽力去保护她，别的小朋友也发现了这个秘密。小孩子们还不懂得照顾别人的情绪，都纷纷嘲笑她。

后来，事情严重到了小女孩哭着闹着再也不肯去幼儿园。没办法，家长给转园了，听说很快又重蹈覆辙。而我的那位园长朋友最担心的是，这件事会给孩子的心理健康蒙上一层阴影，对她的成长非常不利。

所以，如果家里有孩子患有遗尿症，大家千万不要不以为意，不管从生理还是心理角度，这都不是小事。

中医学认为遗尿与脏腑功能发育不完善有关，可能是膀胱发育延迟，也可能是脾、肾、肺虚弱，它们都有可能引起遗尿。所以，治疗的时候，要根据每个孩子的具体情况来判断。

除了要积极治疗以外，饮食上也要多加注意。少吃绿豆、螃蟹等寒性以及西瓜、冬瓜、玉米、薏米、红小豆、鲤鱼等利尿的食物，推荐大家可以给孩子适当吃一些荔枝和鸡内金。

荔枝是一种美味的水果，同时也有很好的食疗效果。《本草拾遗》说它可以"生津益血，理气止痛。治烦渴，呃逆，胃痛，瘰疬，疔肿，牙痛，外伤出血"等病症，民间一直有用它治疗小儿遗尿的方子。

而鸡内金是一味中药，它可以健脾消食，涩精止遗，不管是大人的小便淋漓、小便频数，还是小儿遗尿，鸡内金都能治疗。《别录》说它"主小便利，遗溺，除热止烦"，它既属于清补的食物，也属于温补固涩的食物，不管是肾气不足，还是肝胆火旺引起的遗尿，都适合服用鸡内金。

## ⊙我的食疗菜谱：

### 1. 荔枝干

**材料**：新鲜荔枝1000克

**做法**：（1）把新鲜荔枝均匀铺在干净的容器中，放在烈日下暴晒。

（2）暴晒过程中，每天要翻动一遍。

（3）晒至七八成干时，把荔枝堆拢，用干净的棉麻布料盖上，使其回潮，让果肉内外干湿均匀。

（4）待到果肉回软后，继续暴晒，干透即可保存。

**功效**：温补固肾，补中清肺，可以用作小儿遗尿的食疗方。

**说明**：每天睡前吃10个，最适合秋冬食用。

### 2. 鸡内金散

**材料**：鸡内金30克

**做法**：（1）准备材料：把鸡内金清洗干净，刷洗掉表面浮尘，在阳光下晒干。

（2）把晾干的鸡内金放入炒锅中，小火略炒，焙干后研成细末即可。

（3）每天服用3～5克即可，用温开水送服。

**功效**：健胃消食，涩精止遗，可以减少尿量，治疗小儿遗尿。

**说明**：鸡内金不适合长时间煎煮，否则会破坏药效，所以生用或微炒较好。

##  9. 小儿夜啼：龙眼、淡竹叶安神助眠

小宝宝哭，简直是太正常的事情了，尤其是还不会说话的小宝宝，哭声是他们对外交流的重要表达方式。所以，对于孩子哭这件事，大人们虽然会担心焦虑甚至会崩溃，但是很少有人会把它当成一种病。

然而事实上，假如孩子3个月以后，白天精神很好，一到了晚上睡着以后，就经常惊醒啼哭，搅得全家人不得安宁，并且在相当长的一段时间内，几乎天天如此，那就要考虑是不是"小儿夜啼"。

我们小区里就有这样一个宝宝，每天在凌晨1点和4点，准时开始大哭，全家人怎么哄都哄不住，非得哭半小时以上，哭到声嘶力竭，累得小脸通红才肯睡。几天下来，全家都受不了，召开了家庭会议商量怎么办。

奶奶说，孩子这是白天看了不干净的东西，受到了惊吓，要请个道士驱驱邪。妈妈不以为然，立马否决，说孩子可能是最近添加了辅食还不大适应。而爸爸心大，除了好梦被吵醒有点郁闷以外，觉得孩子晚上哭是正常现象，等他长大一点自然就好了。

于是妈妈和奶奶又把枪口一致对准了爸爸，说他不关心宝宝。就这样，三个人吵吵嚷嚷起来。孩子妈妈为了增强说服力，把电话打给了我，我告诉她，中医学认为，小儿夜啼是脾寒、心热或者惊恐导致。说是宝宝受了惊吓

也不算完全错，如果白天宝宝摔了一跤，或者白天听到雷声看到闪电，或者被某个人的鬼脸吓到，都有可能心有余悸，导致夜间啼哭。但这种情况下，应该不会持续很久。如果持续比较久，确定是夜啼，就得治疗。

她带着孩子过来让我看了看，我发现这个宝宝有脾胃虚寒的症状，因为他舌苔有些薄白，喜欢趴着，妈妈也说了，他喜欢趴着睡，这是因为趴着可以缓解胃部的不适感。由于脾胃不适，所以如果夜间感受到阴寒之气，就会因为肚子难受而啼哭不止。

但是我并不推荐他吃药，毕竟孩子脾胃不大好，而且还太小，尽量不要吃药。我推荐她给孩子喝点龙眼水，龙眼性平味甘，可以补心养脾益脑，所以能够安神助眠。喝了一阵儿以后，据说宝宝晚上不哭了，全家也都睡得安稳了。

有些宝宝不是因为脾胃虚寒夜啼，而是心火旺，导致热邪扰心夜啼。孩子原本体质就偏阳性，再加上很多家长晚上给宝宝穿太多衣服、盖太厚的被子，就容易让孩子上火。上火了以后，也会睡不安稳。这种宝宝，嘴唇会格外红润，他喜欢仰着睡，因为这有利于热气散发。哭闹起来的时候，哭声也特别洪亮。

如果是这种宝宝，可以喝一点淡竹叶水。淡竹叶有清凉解热的功效，凡是外感热病、心烦口渴的时候，都可以用淡竹叶。而且它药效平和，孩子喝起来也比较安全。

## ⊙我的食疗菜谱：

### 1. 龙眼糖水

**材料**：龙眼500克，白糖100克

**做法**：（1）准备材料：把龙眼洗干净，剥去外壳，去核。

（2）在剥好的龙眼肉上面洒一层白糖，用保鲜膜包好。

（3）蒸锅加水，把包好的龙眼肉放入蒸屉，大火烧开后，转小火蒸1小时即可。

（4）食用时，每次用一汤匙龙眼糖水，加入温开水，搅匀后饮用。

**功效：** 安神暖胃，适用于脾胃虚寒的宝宝。

**说明：** 可以一次多煮点，放入冰箱冷藏保存，吃的时候盛出来一些加热。

### 2. 淡竹叶水

**材料：** 淡竹叶10克，冰糖适量

**做法：** （1）准备材料：把淡竹叶洗干净。

（2）锅中加水，放入淡竹叶，大火烧开后，略煮5分钟左右，加入冰糖，搅拌均匀即可关火。

**功效：** 适用于心火炽盛之夜啼的宝宝。

**说明：** 趁温热给孩子饮用，可以早晚各1次。

# 10. 小儿夏季热：瓜类、三鲜饮清热解暑

夏季热是非常正常的，但夏季热也是一种疾病，而且专找小朋友。这种病虽然不太严重，但是由于很多家长根本意识不到它的存在，往往把它当成别的疾病治疗，所以很容易出现用错药、迁延不愈的现象。所以，关于这种

病症，我们还是要了解一下。

假如，你家在南方地区，炎热的夏天，你家里的宝宝发热了，然而没有别的症状，去医院也检查不出来什么毛病，但孩子就是发热，那就要考虑是不是夏季热。

这种疾病的起因，往往是天气太热，孩子的体温调节功能还没有完全发育好，排汗功能不是特别完善，再加上家长唯恐孩子着凉，衣服穿多了，或者室内外温度太高，那就很可能"热"出病来。

有的家长看到孩子发热，以为是感冒，就又是吃退热药又是吃消炎药的，结果吃了也没用，因为你压根没找对病因嘛。

有的家长可能会问了，同样的温度，为什么有的宝宝就没事，只有我家宝宝夏季热？中医学认为，这跟孩子的体质有关系。如果孩子的体质比较弱，受到亢盛暑热的熏蒸，肺脏首当其冲，难以耐受，就会使得肺气失宣，而肺气失宣会导致汗闭，汗闭使得热不得泄，就表现出发热的症状。

而且，这时候，孩子除了发热，往往同时还有不出汗、喜欢喝水、小便较多的症状。原因很简单，热不能泄，所以会耗伤阴津，孩子会感到口渴。而口渴饮水多，汗又不得出，则尿液变多。如果孩子身上同时有这些典型症状，你就要考虑他是不是"热"着了。

通常情况下，下了一场雨天气变凉爽，或者进入秋天不再那么热，孩子的"夏季热"就会自己痊愈，一般也没什么后遗症。但问题在于，孩子长期发热，不但很多家长情感上难以接受，而且也有可能影响到孩子正常的生长发育。

所以，假如孩子真的出现夏季热，我们一方面不能乱吃药，吃了退热药也不管用；另一方面也不能置之不理，而是应当给予适当的护理。最安全的方法，要数食疗了。

对于小朋友来说，食物安全是非常重要的，所以绿豆等较为寒凉的食物，大一点的孩子可以吃一点，但不建议孩子多吃，而荷叶、生莲藕以及黄瓜、冬瓜等瓜类食物，都可以帮孩子清热解暑。冬瓜可以清热利水消肿，黄瓜能够清热解毒、除热利水，都是不错的选择。

另外我给大家介绍一味饮料，叫三鲜饮。原材料是鲜荷叶、鲜竹叶、鲜薄荷，鲜荷叶可以清暑化湿，鲜竹叶可以清热除烦，鲜薄荷叶子能够疏散风热、清利头目，夏天稍微喝一些，可以很好地抵抗热邪湿邪。

## ⊙我的食疗菜谱：

### 1. 冬瓜荷叶粥

**材料**：冬瓜250克，新鲜荷叶两张，粳米30克

**做法**：（1）准备材料：把荷叶洗干净，冬瓜去皮切成小块。

（2）锅中加水，放入荷叶，煎取汤汁约500毫升。

（3）把荷叶汁和冬瓜块、粳米一起煮粥即可，可根据个人口味加入冰糖调味。

**功效**：益气清暑，适用于发热持续不退的夏季热患儿。

**说明**：此粥可以清热降火，但毕竟性味偏寒凉，孩子需适量服用。

### 2. 三鲜饮

**材料**：鲜竹叶30克，鲜荷叶30克，鲜薄荷30克，冰糖适量

**做法**：（1）准备材料：把这三种材料清洗干净。

（2）锅中加水，烧开后放入鲜竹叶和荷叶，小火煎煮5分钟左右，放入鲜薄荷。

（3）略煮片刻加入冰糖，搅拌均匀即可关火。

**功效**：适用于暑期内蕴、发热不退、心烦口渴、尿少等症状。

**说明**：薄荷不可以煮太久，所以要最后放。

##  11. 麻疹：香菜、荸荠可以透疹除热

我的一位胃病患者老孙，胃病得到控制以后，也还是喜欢有事没事跟我联系，说跟我聊天，既长知识又心情舒畅。家里亲朋有个头疼脑热，他也喜欢问我，我自然是尽心尽力解答。

有一次，他慌里慌张地来到我诊室，说是他那七八岁的小孙子，突然长疹子了，身上成片的红色小疹子，痒得难受。除此以外，孙子没别的症状，精神也挺好，就是有点发热。

我说你把他带过来看看，给小朋友做完检查，我判断这是麻疹。老孙似乎有点疑惑，但没吭声。我看他欲言又止，就让他但说无妨。他这才开口："麻疹不是小娃娃才长的吗？我孙子都七八岁了。"

的确，以前麻疹一般是一两岁的小孩子长，大都在5岁以下。但据我了解，随着计划免疫的广泛实施，麻疹的发病率大大降低，已经得到了有效控制。但是出于种种原因，比如流动人口以及免疫失败，依然会导致麻疹小规模流行。而且，现在的麻疹出现了新的特点，那就是发病年龄往后推迟，学龄儿童也有不少长麻疹。

跟老孙解释这个问题以后，我还是建议他去看儿科医生，毕竟我算不上儿科专家。但是既然他一直对我那么信任，我也给了他一些发自肺腑的建

议,比如,单纯的麻疹并不可怕,只要没有并发症,就不要乱吃药,更不要乱用激素类药物。

至于麻疹期间的饮食,肯定是清淡可口易消化为主。另外,我专门向他推荐两种食物,一种是香菜,一种是荸荠。香菜辛温,属于"发物",可以驱风、透疹、健胃、祛痰,具有发汗透疹,消食下气的功效,特别适合正在出疹的时候食用。

而有着"地下雪梨"之称的荸荠,味甜多汁,清脆可口,有清热解毒、凉血生津、利尿通便、化湿祛痰、消食除胀的功效,《本草纲目》说它可以"消渴痹热,温中益气,下丹石,消风毒,除胸中实热气",它有良好的清热泻火功效,又可以生津,特别适合发热的时候食用。

## ⊙我的食疗菜谱:

### 1. 香菜荸荠汤

**材料**:香菜3棵,荸荠3个

**做法**:(1)准备材料:把香菜连根须一起清洗干净,保留根须,切成段。荸荠去皮,切成块。

(2)锅中加水,大火烧开后,放入荸荠,用小火煎煮15分钟。

(3)然后放入香菜,煮1~2分钟,待沸腾即可关火,滤掉渣滓,留下汤汁服用。

**功效**:驱风通窍,主治麻疹初期应出不出,或者疹出不透以及食物积滞等病症。

**说明**:可以在将要出疹时服用,同时可以用香菜煮汤熏蒸,或者用香菜汤擦拭肌肤,帮助麻疹透发。

### 2. 荸荠萝卜粥

**材料**:荸荠80克,胡萝卜50克,粳米50克,冰糖10克做法：（1）准备材料：把荸荠和胡萝卜分别去皮，切成块。粳米洗净，用清水浸泡15分钟。

（2）锅中加水，倒入粳米，大火烧开后，放入荸荠和胡萝卜块，转小火。

（3）熬煮至米粥变稠、胡萝卜和荸荠熟烂时，放入冰糖，搅拌均匀即可关火。

功效：清热解毒，生津止渴，适合麻疹恢复期食用。

说明：脾胃属于生冷食物，脾胃虚寒的孩子不宜久用。

## 12. 水痘：甘蔗、冬瓜皮能清热消肿

水痘这种疾病，像我这个年龄段或者再大一些的人，对水痘都不陌生，我们中的很多人，或者小伙伴都长过水痘。但随着计划免疫工作的发展，现在的孩子普遍会注射疫苗，一些年轻父母可能对它不够了解。

而这些没有长过水痘的年轻父母，自己有了孩子以后，会给他注射疫苗，但即便如此，还是会有一些孩子出水痘。这时候，看到孩子身上长出透明小水泡的时候，大家先别急。首先要确认孩子长的是不是水痘。

如果你去医院检查，确认是水痘以后，医生会告诉你需要上报疾控中心，因为这种传染性极强的疾病，很快就会爬到别的小朋友身上。所以，一旦发现孩子或者孩子的同学朋友们有人长水痘，第一步就是隔离，不要让他

跟别的小朋友接触。

目前我们治疗水痘并没有什么特效药，炉甘石只是为了止痒，龙胆紫是在水痘破裂的时候涂抹的。不过，家长们也不用着急，一般情况下，即便你不去管它，过上两周也会自己痊愈。只是，如果孩子难受不停抓挠，可能会引发感染，留下难看的瘢痕。所以，相对于治疗来说，护理更重要。

这里需要提醒大家的是，千万千万不要涂抹肤轻松等含有糖皮质激素的药物，因为这类药物常常用于急性感染引起的发热，但是它并不能抑制或者杀死水痘病毒，而且会降低机体的免疫力，让水痘病毒更活跃，反而会加重病情。一旦水痘大面积破溃，甚至合成片，就有可能出现坏死，并且引起继发性感染，让问题越来越严重。

所以，如果孩子出水痘的同时还有其他疾病需要用激素类药物，也一定要咨询医生，尽力把这类药物减量或者停掉，否则很有可能让一个小问题变成大麻烦。

如果孩子真的长了水痘，大家可以用一些清凉解毒的药材轻轻清洗，比如金银花水、蒲公英水等。与此同时，饮食上一定要注意，尽可能是清淡的流质食物，比如，小米粥、大米汤、面条等，营养方面可以适当牺牲一点。

而且，这时候一定要给孩子忌口，生冷、辛辣、油腻和发物是肯定不能吃的。这里我要提醒大家一点，孩子长麻疹的时候可以用香菜发疹子，但长水痘的时候，不能吃香菜，虽然它们都是长疹子，但麻疹需透解，所以要用发物，而水痘需清热，所以不能用发物。

中医认为，水痘是湿热蕴郁、外感时邪病毒导致的，所以，适合水痘宝宝吃的食物，是能够清热解毒、利湿生津的。比如，甘蔗、竹叶、冬瓜、荷叶、薄荷、绿豆等，这里我给大家推荐甘蔗和冬瓜皮。

甘蔗能清能润，滋阴润燥的功效非常好，是甘凉滋养的食疗佳品。它可以清热解毒、生津止渴、和胃止呕，治疗心胸烦热、口干舌燥等热病。

而冬瓜皮这种被我们弃之不用的食材，其实也是一味很好的药物，它可以清热、利水、消肿，主治水肿胀满、小便不利、暑热口渴、小便短赤，对痘疹等疾病也有很好的食疗效果。《本草再新》说它"走皮肤，去湿追风，补脾泻火"。

## ⊙我的食疗菜谱：

### 1. 甘蔗银花汁

**材料**：甘蔗一根，金银花10克

**做法**：（1）准备材料：把甘蔗洗干净，去皮，切段，可以放入榨汁机榨成汁，也可以请人代为加工成甘蔗汁。

（2）把金银花洗净，放入锅中，加水约150毫升，大火烧开后，转小火煎煮，煎至约100毫升时关火。

（3）把煎好的金银花水除去渣滓，和甘蔗汁倒在一起，搅拌均匀后即可饮用。

**功效**：清热解毒，生津止渴，对于水痘及疹子等有食疗作用。

**说明**：甘蔗汁性味偏凉，体质虚寒的孩子不宜多饮。

### 2. 冬瓜皮汁

**材料**：冬瓜皮30克，冰糖适量

**做法**：（1）准备材料：把冬瓜皮洗干净。

（2）锅中加水，放入冬瓜皮，大火烧开后小火煎煮，熬煮约15分钟，加入适量冰糖饮用。

**功效**：疏风清热，解毒祛湿，适合水痘初期服用。

**说明**：冬瓜皮性寒，如果孩子有脾胃虚寒的症状，不宜长期大量饮用。

## 13. 猩红热：橄榄、五汁饮清热生津

在猩红热高发的冬春季节，大家要当心孩子被感染。中医把这种疾病称做"疫痧"，又称"烂喉痧"。从"烂喉"可以看出这种病的特点以及严重性。顾名思义，它会让人的咽喉溃烂，而且皮肤上出现"痧"。

这是一种瘟疫性疾病，传染性非常强，而且它还不像谁都一样有疫苗可以注射。所以，如果有孩子得了猩红热，首先就要隔离起来，免得传染给身边的小伙伴。

想要知道孩子是不是得了猩红热，大家可以了解一下它的症状。它的发病很急，通常孩子会发热，而且是发高热，轻的有三十八九摄氏度，重的可以有四十摄氏度。由于这种疾病会反映在咽喉上，所以孩子的嗓子特别难受，尤其是喝水吃食物时。

伴随着高热，孩子可能会有头疼、恶心、呕吐的症状，如果这时候去医院检查，会发现孩子的扁桃体出现红肿，甚至有化脓性渗出。如果你要是把它当作单纯的扁桃体发炎，那就错了。

因为往往在咽喉肿痛的第二天，孩子皮肤上开始长疹子，最开始是在脖子上以及胸前，不到一天时间，就能长满全身，让孩子身上到处都是密密麻麻的红色皮疹。这种皮疹，外形有些像"鸡皮疙瘩"，但是表面上是鲜红色

的。如果你用手去按压这些小疙瘩，红色会暂时消失，皮肤变苍白。然后过了一会儿，皮肤又恢复猩红色。

这时候，基本上已经可以判断孩子是得了"猩红热"。如果孩子出疹三四天的时候，又出现舌苔剥脱，舌乳头这种"杨梅舌"症状，那就更能证实这是猩红热了。

如果孩子得了猩红热，除了要把他隔离起来，肯定还要进行治疗。虽然一般情况下疹子在一周以后可以慢慢消退，一周之内基本就退尽了，而且通常也不会留下什么瘢痕。但我们还是要预防严重并发症的出现，并且给孩子很好的照顾。

别的方面我不打算多讲，这里着重讲讲饮食。和其他疾病一样，孩子得了猩红热，我们在饮食上，还是要以清淡易消化的流质或者半流质食物为主，保证水分的补充。我推荐的两种食疗方是五汁饮和橄榄汁。

所谓五汁，是梨、荸荠、藕、麦冬、芦根这五种果蔬的汁液，凡是对中医学或者营养学略有了解的人都会知道，它们的共同点是都可以清热、生津，所以特别适合猩红热的孩子饮用。

而橄榄，有清热解毒、利咽化痰、生津止渴、除烦醒酒的功效，适用于咽喉肿痛、烦渴咳嗽等病症。《本草纲目》说它"生津液、止烦渴，治咽喉痛，咀嚼咽汁，能解一切鱼蟹毒"，而《滇南本草》更是说它"治一切喉火上炎、大头瘟症，能解湿热、春温，生津止渴，利痰，解鱼毒、酒、积滞"。可见，在治疗咽喉肿痛方面，橄榄能够大显身手。

## ⊙我的食疗菜谱：

### 1. 橄榄芦根汁

材料：橄榄4个，鲜芦根60克（或干芦根30克），蜂蜜适量

做法：（1）准备材料：把橄榄和芦根清洗干净。

（2）将橄榄、芦根和少量凉白开一起放入榨汁机中榨汁。

（3）滤去渣滓后，加入少量蜂蜜即可饮用。

**功效**：清热生津，解毒利咽，降火除烦，用于咽喉肿痛等病症。

**说明**：也可以将橄榄和芦根放入清水中，煎煮后去渣饮用。

**2. 五汁饮**

**材料**：芦根、雪梨、荸荠、鲜藕各500克，鲜麦冬100克

**做法**：（1）准备材料：把雪梨和荸荠去皮，其他材料清洗干净。把雪梨、荸荠和鲜藕分别切成丁，芦根切成段。

（2）将所有材料和适量白开水一起放入榨汁机，然后加入适量蜂蜜或者冰糖搅拌均匀即可。

**功效**：滋阴养液，兼清余热，特别适合猩红热恢复期气阴两伤时服用。

**说明**：可以冷饮也可以温服，但建议还是稍微加热一下给孩子趁温热服用。

# 14. 手足口病：栀子、白茅根清热解毒除湿

如果孩子只是嘴巴里长小红疹，那可能是口腔溃疡，但如果孩子的手上、脚上同时也长小红疹，那可能就是"手足口病"了。顾名思义，这种疾病肯定跟手、脚和嘴巴都有关系，实际也的确是这样。

一般来说，当家长们发现孩子的手心、脚心和嘴巴里都有疱疹的时候，

只要知道"手足口病"这个概念，就能判断出孩子这是怎么了。但在此之前，其实有一些早期信号，比如孩子变得不乖、食欲下降、头疼嗜睡等。不过，由于这些症状不典型，往往会被忽略。

而且，由于手足口病和疱疹性咽峡炎区分起来比较困难，所以不建议大家自行判断。最好还是带孩子去看医生，确定是何种病症以后再制订治疗方案。

需要提醒大家的是，对手足口病我们要引起足够重视，因为一旦出现脑炎、心肌炎、肺炎等病症，病情将会极为凶险，甚至可能危及生命。如果孩子精神不好或者极度烦躁、高热不退，更要格外注意。

目前预防手足口病还没有特异性方法，而在治疗时，西医也往往采取抗病毒治疗。而中医学认为，手足口病有不同的起因，通常是因为邪犯肺脾、心脾积热、湿热熏蒸或者气阴两伤等。但是，尽管类型不同，主要原因都是因为外感湿热疫毒之邪，治疗的重点在于清热解毒利湿。

由于孩子嘴里有疱疹，所以饮食上要以比体温稍微凉一点的流质食物为主。但是也不能太凉，否则也是一种刺激。至于辛辣的食物，更是不能吃了。而且，凡是味道过重的食物，都不适合给孩子吃，比如，偏咸、偏酸都不好。流质的饮品，可以让孩子用吸管喝，这样可以减少食物与口腔疱疹的接触，减少进食的疼痛感。

至于食疗，我们可以给孩子吃一些清热、解毒的清淡食物，比如绿豆芽、百合以及各种瓜类，我们还可以给孩子喝荷叶粥、竹叶灯芯扁豆粥等，这里我给大家推荐栀子和白茅根。

栀子清热泻火的功效人尽皆知，它外用能够消肿止痛，内服则可以泻火除烦、清热利湿、凉血解毒，凡是热病心烦、湿热黄疸、目赤肿痛、火毒疮疡等症状，它都有办法。

而白茅根，也可以凉血止血、清热利尿。对于热病烦渴、肺热咳嗽、热淋涩痛等热性症状，都具有很好的疗效。它也是广东民间春夏时经常放入汤羹的食物，可以去火生津。

## ⊙我的食疗菜谱：

### 1. 栀子银花粥

**材料**：栀子15克，金银花15克，粳米100克，冰糖适量

**做法**：（1）准备材料：栀子和金银花洗干净，用清水浸泡10分钟。粳米用清水浸泡30分钟。

（2）锅中加水，放入栀子和金银花，大火烧开后转小火煎煮10分钟左右，去渣取汁。

（3）把金银花和栀子汁放入锅中，然后倒入粳米煮粥，待粥即将煮好时加入冰糖，再稍煮一下即可。

**功效**：清热解毒，缓解手足口病高热不退、咽喉肿痛、烦躁不安等症状。

**说明**：栀子苦寒，可能会伤胃，所以孩子不宜久服，服用量也不宜过大，尤其是脾虚者慎用。

### 2. 竹蔗茅根马蹄水

**材料**：白茅根15克，马蹄、竹蔗、胡萝卜各150克

**做法**：（1）准备材料：白茅根洗干净，扎成一扎。胡萝卜和竹蔗洗净，切成段。马蹄去皮切开。

（2）把所有材料放入砂锅内，加入约2000毫升清水，大火烧开后转小火，煲煮1小时即可。

**功效**：竹蔗是甘蔗的一种，可以清热泻火、润燥解毒。此汤是广东地区春季经常煲的清凉汤水，可以养阴生津、清火解毒，对于水痘、麻疹、手足口病及各种湿热型皮肤病都有不错的疗效。

**说明**：白茅根性甘寒，脾胃虚寒的孩子不宜久服。

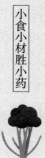

# 第七章

Chapter 7

## 6种身体虚证,小食小材调理好

小食小材胜小药

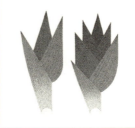

#  1. 气虚：人参、牛肉补气强身

就在前些天，一位面白微胖的男士找到我，说是同事介绍过来的。他才三十出头，职业是政府公务员，工作挺清闲的，中午还能打个盹眯一会儿，但不知道为什么，天天就是觉得累。说给朋友听，大家都嘲笑他："要是你的工作还累，我们还不早就累死了？"

他一脸迷惘地跟我说："我真没矫情。可现在应该正是年富力强的好时候，怎么这么没精神呢？是不是有什么严重的慢性病我没发现？"

我问了问他的情况，平时不运动，爱感冒，食欲不怎么好，少气懒言，声音也一点不洪亮，再加上脉象，我得出了结论："你没什么大毛病，就是虚，气虚，补补就好。"

所谓气虚，就是身体里的"气"不足。中医的"气"是一个非常神奇也非常复杂的概念。简单来说，我们认为"气"是一种极其细微的精微物质，是推动身体一切活动的动力。

正所谓"人之生也，气之聚也，聚则为生，散则为死"，"气"很充足，这个人就充满了活力。如果气虚，当然就会让整个人的精气神不足，这个人的体力和精力都不够，看起来无精打采的。如果某个脏器气虚，就会影响到它的功能。

如果你稍微一运动就感到特别累，或者平时明明没干什么重体力活却疲倦得话都懒得说，或者容易感冒、晚上容易盗汗、女性月经量少而且经常提前，食欲不振一吃肚子就胀，种种迹象都表明，你可能是有点气虚了。

气虚了怎么办呢？要补气。最补气的药材，要数人参了。《本草纲目》说它："治男妇一切虚证"，不管男女，一切虚证人参都能应对。它是公认的治疗虚劳内伤的第一要药，可以大补元气。

当然，人参也分很多种类，比如，野山参滋补效力峻猛，脉微欲绝时用它可以救命；红参药性偏温，适合气虚并且阳气不足者；西洋参适合气虚且体质偏热者；而生晒参药性比较平和，适合气虚并且津液不足者……大家要根据具体情况服用。而且，人参价格比较贵，黄芪可以作为其替代品，效果也相当不错。

而牛肉也是补气佳品，俗语说"牛肉补气，羊肉补形"嘛。不过不同种类的牛肉性味也不相同，水牛肉偏凉，最能补气的是黄牛肉，它可以很好地补益气力，扶持中气。

## ⊙我的食疗菜谱：

### 1. 人参茶

**材料**：人参1根

**做法**：（1）准备材料：把人参切成薄片，或者直接购买现成的人参片也可以。

（2）取3克左右的人参片放入保温杯中，加入开水，盖上盖子焖泡30分钟左右即可饮用。

（3）一天之内反复冲泡，直到茶汤淡而无味后，把人参片嚼碎吃掉。

**功效**：补中益气，适合气虚者日常进补饮用。

**说明**：如果并非久病极虚者，不宜过量。另，高血压患者慎用。

### 2. 清炖牛肉萝卜汤

**材料**：牛肉300克，白萝卜100克，葱2根，姜50克，盐适量

**做法**：（1）准备材料：把牛肉放在开水中氽烫，表面变色即可捞起，切成小方块。白萝卜洗干净，不要去皮，切成比牛肉略大的块。姜去皮后切片，葱切段。

（2）砂锅中加入清水，放入牛肉和葱姜，大火烧开后转小火，保持沸而不腾，炖2小时后，加入萝卜。

（3）继续炖1小时后，捞去葱姜，加盐调味，即可关火。

**功效**：牛肉和萝卜都有补气的功效，二者同用效果更佳，此汤尤其适合冬天食用。

**说明**：由于牛肉纤维较粗糙不易消化，所以消化功能不好的人不宜常吃。

## 2. 血虚：乌鸡、猪肉让你面色好

在讲这个问题之前，我们先要澄清一个概念："血虚"和"贫血"不是一回事。有一次一位女士来找我看病，我说她血虚，她马上斩钉截铁回答："不可能，我上周刚体检过，压根不贫血……"

她有这种误解很正常，很多人都把贫血和血虚混为一谈，但其实，血虚和贫血是两个概念。我们做体检的时候，一个成年男人，如果100毫升血液中的血红蛋白量低于12克，红细胞数低于400万/立方毫米，就会被诊断为"贫血"。

但中医不做体检，我们也不管你的血红蛋白和红细胞数量，诊断方法是望闻问切，诊断标准是你身体的具体状况。如果你脸色萎黄或发白、唇舌色淡、指甲苍白、头晕眼花、心悸失眠、手指麻木，并且女性同时还有月经量少、色淡甚至闭经等症状，那么，即便你体检指标正常，我们也会认为你"血虚"。

跟这位女士讲完之后，她这才恍然大悟跟我道歉，还说她刚才并没有跟我讲，但自己确实有月经量少的症状。

那么，我们为什么会血虚呢？可能是因为内外伤失血过多，也可能是因为久病导致阴血虚耗，也可能是脾胃功能失常导致水谷精微不能顺利地化生血液。总而言之，种种原因使得体内的阴血亏损，不能濡养脏腑，所以才有了面色无华、头晕失眠等症状。

血虚了怎么办呢？在中药里，阿胶和当归是补血圣品，尤其特别适合血虚的女性。像刚才那位女士，我就推荐她用当归和阿胶煲鸡汤喝，最好是乌骨鸡，对她的身体大有裨益。

食补方面，一般来说，血虚的人适合吃红色的食物，以及深色的食物，比如，乌骨鸡、黑芝麻、核桃、桂圆、猪肉、鸡肉、猪血、猪肝、鱼虾、红糖等。当然，我不是说让你天天吃这些，都是在食谱中适当交替增加一些补血的食物，并且坚持下去慢慢补养。

这里我着重推荐乌骨鸡和猪瘦肉，因为它们不仅补血养血效果好，而且是常见肉类，方便大家在日常生活中经常食用。

乌骨鸡性平味甘，有滋阴清热、补肝益肾、健脾止泻等功效，它特别适合体虚血亏、肝肾不足、脾胃不健的人食用。

而猪肉除了是我们经常吃的肉类，也是一味中药，有补肾滋阴、养血润燥、益气消肿的功效。据《随息居饮食谱》记载："治津枯血夺，火灼燥渴，干嗽便秘，猪肉煮汤，吹去油饮。"所以，血虚的朋友，也不妨适当吃一些猪瘦肉。

## ⊙我的食疗菜谱：

### 1. 当归乌骨鸡

**材料**：乌骨鸡1只约500克，当归15克，大葱25克，生姜5克，黄酒、盐适量

**做法**：（1）准备材料：把乌骨鸡去毛宰杀干净，斩成十多块，把内脏洗净抹上盐。葱切段，姜切片。

（2）陶器或瓷器中加入250毫升清水和50毫升黄酒，放入当归片，然后放入乌骨鸡肉块和内脏，把葱姜摆在鸡肉身上。

（3）然后把容器放入蒸锅，用大火蒸2小时即可。

**功效**：当归是补血活血佳品，乌鸡能益气滋阴，此汤特别适合血虚的女性朋友。

**说明**：喜欢喝汤的人也可以用炖煮的方式，但最好用砂锅小火慢炖，而不是高压锅。

### 2. 淮山药瘦肉汤

**材料**：瘦肉500克，淮山药250克，盐适量

**做法**：（1）准备材料：猪肉洗净，切成大块。淮山药洗净去皮，切成段。

（2）锅中加水，冷水放入猪肉，大火烧开，待猪肉变色，取出备用。

（3）砂锅中加水，放入淮山药，大火煮开后放入猪肉，再次开锅后转小火。

（4）小火炖煮1小时，加盐调味后，即可关火。

**功效**：补气补血，是可以经常食用的进补汤水。

**说明**：也可以酌情放一点姜，除去肉的寒湿之气。另外，煲1小时即可，如果煲得太浓，可能会影响肾脏吸收。

 ## 3. 阴虚：鸭肉、鸡蛋滋阴润燥生津

顾名思义，"阴虚"就是体内阴液不足，血液当然也属于阴液，所以血虚常常会引起阴虚。但阴虚不仅仅是由血虚引起，如果生了很久的热病导致体内的阴液损耗过多，或者房事不节、食用温燥之品过量等，都会造成阴液亏少，使得机体失去充分的濡润，于是就引起了一系列症状。

大家知道中医是讲究阴阳平衡的，因为我们认为这个世间的万事万物都存在一个平衡，由于体内的阴液不足，就导致"阳"显得有些过多，于是就很容易出现"阴虚火旺"的症状，表现为手足心热、午后潮热、盗汗、口燥咽干、低热、心烦失眠、头晕耳鸣、舌红少苔等症状。

如果再严重些，阴津枯涸，可能会表现为呼吸短促、面色潮红、舌红而干、躁妄不安，对身心健康都有非常不利的影响。

很多人都会觉得阴虚是老年人，尤其是老年女性才会出现的问题。事实上，更年期的女性的确容易出现阴虚证状，但这并不意味着年轻人就不用担心自己阴虚。现在的情况是，很多都市女白领，都有阴虚的症状。为什么呢？因为她们喜欢熬夜、喜欢吃快餐，种种生活不规律、饮食不节制，都会

损耗阴液，导致阴虚。

比如，有一位刚刚三十出头的女性来找我调理身体，因为打算生娃娃了。望闻问切以后，我跟她说，她阴虚火旺，需要调理一下。她一脸不解地问我："我年纪轻轻怎么会阴虚呢？"

阴虚跟是不是年轻没有必然关系，它可能跟先天不足有关系，也可能是后天失养，比如，过于劳累、精神压力太大、熬夜、睡眠不足、辛辣燥热食物过量等，都是阴虚的成因。

看她一脸懊悔，显然这些毛病一个不落，我告诉她："还好，年轻人身体出毛病，调理起来见效更快，如果你们真的听话。"她表示，为了未来宝宝的健康，一定认真调理。

由于她肝火旺、心火旺、脾虚，浑身脏腑毛病太多了，我不得不给她用一些药物调理，同时也叮嘱她一定注意平时的饮食。辣椒之类的辛辣食物肯定要少吃，炸鸡之类的耗阴液的油腻食物也要少吃，荔枝、龙眼、榴莲、芒果之类温燥的水果也得少吃。

我告诉她："好消息是，你不需要忌生冷之物，比如，冰淇淋、冷饮之类的。阴虚可能是唯一不需要忌冷饮的症候了。不过，可以吃，不代表你可以肆无忌惮地吃，还是要把握分寸。"

她适合吃的食物，第一是要补充足够的水分，然后是多吃那些能够滋阴润燥、生津养血的食物，一般来说，甘寒性凉的食物，都有滋补阴气的功效。比如，银耳、百合、山药、莲藕、梨、蜂蜜、莲子等，我给她推荐的是鸭肉和鸡蛋。

鸭肉性平味甘咸，中医认为鸭子吃的大都是水生物，能很好地滋阴养胃，《随息居饮食谱》称它能"滋五脏之阴，清虚劳之热，养胃生津"。民间也一直把鸭肉作为最理想的清补之品，冬天喝上一碗老鸭汤，可以很好地滋阴润燥，尤其适合阴虚者。而鸡蛋不仅营养丰富，更能益气养血，不管是蛋白还是蛋黄都可以滋阴润燥，也特别适合阴虚的人食用。

## ⊙ 我的食疗菜谱：

**1. 鸭肉荸荠汤**

**材料**：鸭子1只，荸荠500克，菊花、荷叶各50克，盐适量

**做法**：（1）准备材料：把鸭子宰杀干净，去掉头和内脏，切成块。菊花和荷叶用干净纱布包起来。

（2）锅中加水，放入鸭子，大火烧开后转小火炖煮。

（3）炖至半熟时，放入荸荠和菊花荷叶包，用小火炖熟，撇去浮油浮沫，加盐调味即可关火。

**功效**：滋阴清热，适合阳热亢盛、阴液亏虚引起的口干、便秘、头痛等症。

**说明**：鸭肉性寒，脾胃虚寒、腹部冷痛者，以及因寒痛经的女性请遵医嘱。


**2. 百合炒鸡蛋**

**材料**：新鲜百合2头，鸡蛋4个，盐、糖适量

**做法**：（1）准备材料：把百合去掉黑根，洗净摘瓣，泡在清水中。葱姜切丝。

（2）把鸡蛋的蛋清和蛋黄分离，只要蛋黄，打入碗中，顺着一个方向用力搅拌均匀。

（3）锅中加水，大火烧开后放入百合焯透，然后捞出沥干。

（4）炒锅加油，烧热后，倒入鸡蛋，炒至八分熟时盛出。

（5）锅中的底油烧热，放入百合和盐、糖，稍微翻炒，加入鸡蛋，翻炒均匀即可关火。

**功效**：百合滋阴润燥、清心安神，鸡蛋除烦热、补阴血，二者同用特别

适合阴虚者食用。

**说明**：如果怕麻烦，也可以用2个鸡蛋，不分离蛋清蛋黄，直接打散。

 ## 4. 阳虚：韭菜、枸杞子温中潜阳补虚

和"阴虚"的阴液不足相反，"阳虚"是说我们体内阳气不足，跟其他三种虚证一样，五脏都有可能出现阳虚，分别表现为心阳虚、肝阳虚、脾阳虚、肾阳虚、肺阳虚等。

但它们有一些共同的特点，那就是畏寒怕冷、手脚冰凉、面色苍白、大便溏薄、小便清长、精神萎靡、脉沉微无力等。因为阳气有温暖肢体、脏腑的作用，大家想想太阳就知道了，阳气是一种明亮、温暖的东西，缺了它，就会出现种种虚寒征象。

而且，"阳虚则外寒"，体内阳气不够、就没有足够的火力对抗外界的寒邪，不但非常怕冷，更容易受到寒邪侵袭，这可真是雪上加霜。

简单来说，阳虚怕冷，阴虚怕热，血虚发燥，气虚无力。如果你非得比别人多穿一件衣服否则就冷得难以忍受，同时体形也偏胖，很有可能是阳虚。有句话说"胖人多阳虚，瘦人多阴虚"，虽然不可一概而论，但可以给大家做参考。

有一次，一位体态丰腴的中年女性来我的诊室，当她听到我说她"阳虚"时，突然像是受了极大的冒犯，但是忍住没说话。

我猜出了她的心思，不动声色地说："现在是初秋，你穿的衣服已经是常人深秋的装束，说明你怕冷；你出门还随身带了保温杯，说明你喜欢喝热

水、喜欢吃热食。而且你面色苍白，体形有些虚胖，刚才我看到你舌苔白滑，这充分说明你是阳虚。如果我没说错，你应该还很容易出汗，经期会延后，受寒之后容易闹肚子。"

然后我有意无意跟她解释："很多原因都会导致阳虚。正所谓'动则生阳'，现代人养尊处优，有的人十天半月也走不上几步路，再加上生活习惯不好，喜欢熬夜，过度劳累，都有可能导致阳虚，而且，心情不好也容易阳虚，因为欢喜是光明温暖的，它属于阳，而悲伤等情绪属于阴。"

听完这些，她的脸色明显好多了，看我的目光里也多了几分信任和期盼。可能是这份信任，让她后来严格遵照我的嘱咐，只用了两三个月就把身体调理得非常好。

在阳虚方面，我给她的食疗建议是多吃一些性味偏温热的食物，比如，辣椒、葱、姜、蒜、羊肉、韭菜、核桃等以及荔枝、桂圆、大枣、榴莲、菠萝等热性水果，它们都有温中散寒的功效。但是，这些食物也容易"上火"，食用要适量。

我着重向她推荐的是韭菜和枸杞子。韭菜又名"起阳草"，可见它在升发阳气方面的功效。中医学认为生韭菜辛而行血，熟韭菜则甘而补中，不论生熟都可以补气壮阳。这也是"男不离韭，女不离藕"的根本原因，男人属阳，更喜欢壮阳嘛。

而枸杞子作为著名的滋补制品，其药效已经广为人知。《本草纲目》说"枸杞子甘平而润，性滋补……能补肾、润肺、生精、益气，此乃平补之药"，可以很好地滋补强壮。

## ⊙我的食疗菜谱：

### 1. 韭菜炒鸡蛋

**材料**：新鲜韭菜100克，鸡蛋2个，葱、姜、盐适量

**做法**：（1）准备材料：把韭菜洗干净，切成小段。鸡蛋打开后在碗里搅

匀。葱姜切丝。

（2）锅中加油，烧热后，倒入搅匀的鸡蛋，煎成大块盛出。

（3）锅中留有的底油烧热，放入葱丝姜丝，爆香后放入韭菜翻炒，变色将熟时倒入鸡蛋，翻炒均匀后加盐，即可关火出锅。

**功效**：可以补肾温阳、益肝健胃、行气理血、润肠通便，尤其适合阳虚者春天食用。

**说明**：阴虚内热以及疮疡、眼疾患者，请遵医嘱。

### 2. 枸杞子茶

**材料**：枸杞子10克

**做法**：（1）准备材料：把枸杞子冲洗干净，洗去浮尘。

（2）把枸杞子放入杯中，用开水浸泡，盖上盖子，等水自然变温，枸杞子也吸饱水时饮用。

（3）一天之内可以多次冲泡。

**功效**：温热身体，养肝明目，适合需要长期用眼的阳虚一族饮用。

**说明**：成年人每天食用的枸杞子量不宜超过20克。高血压以及发热、腹泻者等，请遵医嘱。

# 5. 肺气虚：燕窝、花生补肺气润肺阴

如果我们单纯讲"气虚"，那是一种全身症状。具体到五脏，它们中的

每一个都可能出现气虚。有肺气虚，也有心气虚、肝气虚、脾气虚、肾气虚。而"肺气虚"，顾名思义就是肺气不足了，或者是卫表不固，需要补气固表。

下面我来告诉大家，怎样才知道你有没有肺气虚。由于肺主呼吸，所以如果肺气虚，那么最明显的表现就是咳喘无力，尤其在动的时候表现更明显，因为"动则耗气"。而且，气虚共有的症状，比如体倦懒言，面色萎黄或苍白等，也都少不了。

另外，中医学认为"肺主皮毛"，如果肺气不足，那么卫气不能宣发到肌肤表面，皮肤就会很容易受到风邪寒邪热邪等外邪的侵袭。所以，肺气虚的人往往特别怕风，也容易感冒。

有一回，一个姑娘因为脸上长痘来找我调理身体，我说："你不仅肝火旺，心火旺，肺气虚，肠道也有问题。年纪轻轻的，不应该啊。别仗着年轻就随意糟蹋身体。"

她很委屈地跟我说："我也没办法啊，刚工作，什么都需要学习，还要经常加班，能不熬夜吗？天天压力大，没胃口，也就辣的东西还能吃两口。我也知道这对身体不好，可是哪顾得上啊，上司天天嫌我不成熟没威势说话像蚊子哼哼……"

就这样，她开始跟我诉苦。说了老半天才不好意思地停了下来，我跟她说："你把身体调养好了，这些问题都不是问题。嫌你声音不大，那正是因为你气虚啊，气虚所以声音低怯，做不到声如洪钟。"

她一下子如获至宝："原来是这样啊。"我猜她是终于为长久的委屈找到了客观原因而高兴。可这也不是办法啊，我们还是得想办法把身体调理好。药肯定是不能随便用的，比如黄芪补气效果很好，但它是温补，可以升阳，这姑娘肝火旺、心火旺就不大适合黄芪。

除了开药，我还给了她一些食疗建议。就肺气虚来说，要少吃石榴、荸荠、胡椒、薄荷等食物，多吃银耳、百合、山药等，其中我特地给她推荐燕窝和花生。

燕窝跟花生，一个天上一个地下，它们给人们的印象也是这样，一个似乎是达官贵人家里的滋补佳品，一个是普通人家也食用得起的再平常不过的食物，然而它们都能很好地滋养肺气。

燕窝性平味甘，有养阴润肺、益气补虚的功效，是清补肺虚的上品，《本草从新》说："燕窝大养肺阴，化痰止嗽，补而能清，为调理虚损痨瘵之圣药，一切病之由于肺虚，用此皆可治之。"它是补养肺虚的上佳之物，缺点是太贵。

而花生，价格就喜人多了，它也性平味甘，善补肺气，又能润肺，《滇南本草图说》记载"花生补中益气，盐水煮食养肺"，它特别适合久咳肺虚的人食用。

## ⊙我的食疗菜谱：

### 1. 冰糖银耳燕窝

**材料**：燕窝6克，银耳10克，红枣6个，冰糖适量

**做法**：（1）准备材料：燕窝放入冷水里发6～7小时，然后撕成条状，清洗挑毛。用温水将银耳泡发，然后去蒂，洗干净。

（2）把燕窝和红枣放在炖盅里，加一点水，刚刚没过燕窝即可。

（3）炖盅放入蒸锅，隔水炖30分钟，关火备用。

（4）锅中加水，放入银耳，大火烧开后转小火，炖煮1小时左右，放入冰糖，搅拌均匀。

（5）把炖好的燕窝放入即将炖好的银耳羹中，再小火炖煮3分钟即可关火。

**功效**：养阴润燥、益气补中、润肺养颜。

**说明**：可以早晚空腹食用，吸收效果最好。

### 2. 盐水煮花生

**材料：** 带皮新鲜花生1000克，盐2勺，八角2个，桂皮1块

**做法：**（1）准备材料：把花生连皮一起洗干净，洗到不再有泥沙沉淀为止。

（2）轻轻挤压每一个花生壳，让它裂开小口，方便入味。怕麻烦也可以省掉这一步。

（3）锅中加水，放入盐、八角、桂皮和花生，盖上盖子，大火烧开后煮20分钟即可。

**功效：** 和胃润肺、化痰补气，对于咳嗽痰多、声音嘶哑以及肺气虚者有很好的食疗作用。

**说明：** 一定用水煮，不要油炸或者干炒，否则容易上火。另外不要剥掉外层的红衣。

## 6. 脾阳虚：糯米、猪肚温中散寒养胃气

通常情况下，阳虚都会怕冷，脾阳虚也一样，它其实也就是脾胃虚寒。这年头，有脾胃虚寒的人还真不少，原因可能是饮食不适量，也可能是冷饮冰棍吃得太多，也可能是过于劳累，或者是久病体虚、忧思伤脾、过于寒凉的药物伤及脾胃等，都有可能导致脾阳虚。

一旦出现脾阳虚，脾胃的运化功能肯定要受影响，因此胃口会变差。时不时腹胀胃痛、喜欢按压腹部、喜欢保持腹部温暖，有了这些症状，通常都

能说明脾胃虚寒。

我有一位患者，典型的脾阳虚。我们都是听到山楂梅子感到嘴巴酸，她是听到冰棍雪糕感到胃痛。为什么呢？因为脾胃虚寒太严重了。非但不能吃生冷食物，就连听到冰西瓜，都会胃痉挛，而且整个人也特别怕冷。气色很差，经常胃痛，吃完饭就有恶心呕吐的感觉，整个人特别瘦。

我问她为什么不早点来看医生，非得等到这么严重了才来。她说自己是老胃病了，平时工作也忙。我最不爱听到有人说自己忙得没空看医生，什么事情比你的身体还重要？归根结底还是思想上不重视。这不，非得等到无比严重的时候才肯来看病。

我见过很多脾阳虚的人，可是像她这样严重的还真不多。由于脾胃功能差，已经严重影响到了其他脏腑的健康。我花了三年多的时间，才把她的身体调理到基本健康的地步。所以这里我想要提醒大家，在身体健康这件事上，一方面要掌握一些医疗常识，另一方面要"娇气"点，发现身体出状况了就要及时调理。

对于脾阳虚的人，饮食方面也应格外注意，多吃一些性温健脾的食物，比如，莲子、山药、大枣、鲫鱼、鲤鱼等。我建议她适当吃一些糯米和猪肚。

猪肚的作用相信不用我多说，它也就是猪胃，根据以形补形的理论，猪肚也有益于脾胃。中医认为猪肚性味甘、微温，可以健脾胃，补虚损，通血脉，《本草纲目》认为它"暖肠胃，除寒湿反胃，虚胀冷积，阴毒"。

而糯米味甘性温，可以补中益气、健脾养胃、止虚汗，中医典籍《本草经疏》说糯米可以"补脾胃、益肺气之谷。脾胃得利，则中自温，大便亦坚实；温能养气，气顺则身自多热，脾肺虚寒者宜之"。但是，糯米不大好消化，最好煮成稀粥趁热食用。

## ⊙ 我的食疗菜谱：

### 1. 糯米板栗粥

**材料**：糯米30克，板栗30克

**做法**：（1）准备材料：糯米洗干净，加适量清水浸泡半小时。板栗去皮，洗干净，切成小块。

（2）把糯米和浸泡的水一起倒入锅中，放入板栗，大火烧开后，小火炖煮至板栗软烂即可关火。

**功效**：补中益气，健脾暖胃，补肾强筋，特别适合脾胃虚寒以及病后产后身体虚弱的人食用。

**说明**：除了栗子，也可以把糯米和山药、莲子、猪肚等一起熬粥。但需要注意，最好是熬粥，其他吃法容易加重脾胃负担。

### 2. 白胡椒猪肚汤

**材料**：猪肚1只，白胡椒15克，盐、生抽、白芝麻适量

**做法**：（1）准备材料：把猪肚用水反复冲洗干净；把白胡椒打碎，放入猪肚内。

（2）把猪肚的头尾用线扎紧，放入锅内，大火烧开后，转小火。

（3）煲煮1小时左右，至猪肚酥软时加盐调味，再略煮片刻即可关火。

（4）把煮好的猪肚切成条装盘，淋上生抽，撒上白芝麻即可。

**功效**：温中散寒，醒脾开胃，治疗胃寒、心腹冷痛、消化不良等脾胃虚寒症状。

**说明**：除了吃肉，还要把煲煮出来的乳白色汤汁喝掉，不仅美味，而且可以很好地暖胃。

##  7. 肾阳虚：泥鳅、海参让你不再腰酸腿软

当我告诉患者他们有肾阳虚时，很多人的第一反应都是为自己辩护："我挺节制的啊。"他们之所以这样说，是因为一提起肾阳虚，很多人都会想到"这个男人是不是纵欲过度"，实际上，女人一样会肾阳虚，而且肾阳虚也绝不仅仅是纵欲过度才会引发。

假如你父母准备孕育你的时候，有一方或者双方阳虚，就可能遗传给你，这是先天不足的肾阳虚，这种人通常从小就很怕冷。

更多肾阳虚是后天引起的，比如喜欢寒凉生冷之物，这可能导致脾阳虚，而脾胃功能低下，时间长了就会殃及其他脏腑，也包括肾阳；再比如，你经常熬夜，就会损耗肾气，时间长了也可能导致肾阳虚。当然，房事过度，也会耗伤肾气，导致肾阳虚，相信这个原因很多人都知道。

至于肾阳虚的症状，包括畏寒怕冷、精神萎靡、面色苍白、头晕目眩等阳虚共有的症状，还包括腰膝酸软、男性阳痿早泄、女性宫寒不孕以及小便频数清长、腿脚浮肿等肾阳虚特有的症状，这是因为肾阳虚衰，不能温养腰府和生殖系统导致的。

这里我需要特别提醒大家的是，由于很多人觉得肾阳虚这种症状比

较暧昧，所以不敢告诉家人，也不肯去正规医院就诊，而是交给街头小广告和不正规的医院，还有人自己乱吃药，显而易见这都是不正确的做法。

我曾经有一位患者，三十来岁，谈婚论嫁的时候发现自己肾阳虚，虽然准新娘没有表现出明显的不快，但彼此都觉得挺扫兴。他觉得这种事挺丢人的，不是肾虚吗？那就吃药吧，他自己悄悄吃六味地黄丸补肾。结果吃了一段时间没有任何效果，这才来看医生。

我听了以后，让他把六味地黄丸赶紧停掉，那是滋补肾阴的，适合肾阴虚者服用，而他是肾阳虚。当然，肾阳虚和肾阴虚并不能截然分开，如果是肾阳虚，虚损到一定程度也会阳损及阴。而且补肾阳的时候，我们也会兼补肾阴，做到阴中求阳。但终究他是吃错药了，如果真想选择中成药，也应该是金匮肾气丸等温补肾阳的药物。

回去以后，他赶紧把自己擅自服用的药都停掉了，按我给的方子调养了一段时间，后来听说婚姻生活很幸福。药疗这里我就不讲了，给大家讲讲食疗，我不会给大家推荐各种"鞭"类，我们吃正常食物就能很好地温补肾阳，比如，泥鳅、海参、羊肉、韭菜、枸杞子等。

泥鳅的味道鲜美，而且药效也很强。它味甘性平，可以补益脾肾，利水解毒。对于小便不利、阳事不举等症状，都有很好的疗效。更难得的是，它补而能清，诸病不忌，所以是上好的补肾佳品。

海参更是有"海洋伟哥"之称，它味甘咸，性温，有补肾益精、壮阳疗痿、润燥通便的作用，凡是有耳鸣眩晕、腰酸乏力、梦遗滑精、小便频数的肾阳虚患者，海参都是很好的滋补之品。现代营养学也认为，海参所含的特殊活性物质，是男性精细胞的主要成分，可以增强性欲、延缓性腺衰老，对于男性比较在意的性功能有较好的补益作用。

○ 我的食疗菜谱：

**1. 泥鳅豆腐煲**

**材料**：泥鳅250克，豆腐200克，葱、姜、盐适量

**做法**：（1）准备材料：把豆腐切成4小块，姜切丝，葱切末，泥鳅除去肋和内脏并清洗干净。

（2）炒锅中放油，把泥鳅略微煎一下，煎出香味后放入砂锅。

（3）把姜丝也放入砂锅，加入清水，大火烧开后，小火炖煮约15分钟，然后放入豆腐。

（4）再煮5分钟，放入葱花和盐，搅拌均匀即可关火。

**功效**：补中益气、养肾生精，非常适宜身体虚弱、脾胃虚寒、肾虚盗汗的人食用。

**说明**：清洗泥鳅时，可以把活泥鳅放入清水中，滴几滴植物油，每天换清水，让它排去肠内脏污。

**2. 海参粥**

**材料**：水发海参100克，粳米100克，生姜、盐适量

**做法**：（1）准备材料：把水发海参洗净切丝，生姜切成丝，粳米用清水浸泡半小时。

（2）锅中加入约1000毫升清水，大火烧开后，放入粳米、海参丝和生姜丝。

（3）开锅后转小火，慢熬成粥，将熟时放入盐，搅拌均匀即可出锅，趁热食用。

**功效**：补肾养血，适用于肾虚阳痿、尿频、遗精等症状。

**说明**：泡发海参时，禁止使用沾油的容器。

## 8. 心气虚：黄鳝、樱桃补心气安心神

心气虚是气虚的一种，所以会有气虚的种种症状，比如，容易疲劳、多汗等。但是由于心有它自己独特的生理功能，所以心气虚也有自己特有的症状，最明显的就是心悸。

但是大家如果偶尔心悸一下，也不用太担心。如果有持续性、较为频繁的心悸，同时伴随自汗、神疲体倦等症状，就可以考虑是不是有心气虚。

通常情况下，先天体质弱、禀赋不足，后天疲劳过度，或者久病不愈、年迈体衰的人，都比较容易心气虚。尤其是老人，《灵枢·天年》中说："六十岁，心气始衰，苦忧悲，血气懈惰，故好卧。"所以年纪大了以后，大家要有意识地补心气。

除了上述情况以外，大家还要格外注意，情志太过容易耗伤心气。我的很多心气虚的患者，都是"性情中人"，经常大喜大悲、情绪激动。结果一个个地，三四十岁正当壮年，已经严重心气虚了，就像五六十岁的老者一样。

当我跟一位患者讲述这个原因时，他的嗓门立马就提高了："那能怎样啊？我天生脾气就这样。"我笑了："你瞧，这都能让你脸红脖子粗的，平日里还不知道多容易动气呢。脾气性情是不好改，我知道。但身体是你自己的，要不要控制一下情绪，你自己决定。"

他马上恢复理智,跟我道歉,说他父亲就这样,跟个炮仗似的一点就着,自己也知道不好,但慢慢也养成了大喜大悲的习惯。遇到好事就狂喜不止,稍有不快就愤怒不已。怎么办呢?身体已经受到影响了,那就只能一边调节情志,一边补养身体。

我给他推荐的两道食材是黄鳝和樱桃。黄鳝不仅是美味的席上佳肴,全身都有药用价值。《本草纲目》说黄鳝有"补血、补气、消炎、消毒、除风湿"等功效,它补气养血、温阳健脾,脾胃强健就会补气血,气血可以互生,气血足则心不虚。所以,它可以较好地补虚损、益心气。

而樱桃,首先是红色食物。在五色中,红色对应心,所以理论上,西红柿、樱桃、辣椒等红色的食物都对心脏有益。但樱桃还能调中益气,《滇南本草》说樱桃可以"治一切虚证,能大补元气,滋润皮肤;浸酒服之,治左瘫右痪,四肢不仁,风湿腰腿疼痛"。所以,适当吃点樱桃也可以很好地补益心气。

## ⊙我的食疗菜谱:

### 1. 归参鳝鱼汤

**材料**:黄鳝500克,当归、党参各15克,盐、葱、姜适量

**做法**:(1)准备材料:把鳝鱼除去头、骨、内脏后,洗干净,切成丝。葱姜切片。

(2)把当归、党参洗干净后,用纱布包起来,丢入加水的锅中,大火烧开后,小火煎煮1小时。

(3)把装有当归、党参的纱布包捞出,放入黄鳝丝和葱姜,约15分钟后加盐调味,即可关火,喝汤吃鱼。

**功效**:补中益血,治虚损,适用于气血不足、身体虚弱者食用。

**说明**:剖洗好鳝鱼后,可以用开水烫去鳝鱼身上的滑腻物,会让汤汁更美味。另,鳝鱼性温,所以同时有热证者请遵医嘱。

**2. 樱桃果脯**

材料：新鲜樱桃300克，白糖50克

做法：（1）准备材料：把新鲜樱桃洗干净，放在淡盐水里浸泡2小时，沥干水分后去蒂。

（2）将樱桃放入容器中，倒入白糖搅拌均匀后，腌制30分钟。

（3）把容器敞开盖子放在微波炉里，高火加热4分钟后，取出来倒出汁水。

（4）再继续高火加热4分钟，如果有汁水，取出来把汁水倒掉，上下搅拌一下。

（5）继续用高火加热4分钟，这时候基本已经没有汁水，即可取出食用，吃不完的放冰箱冷藏。

功效：调中益气，健脾和胃，适合心气不足、体质虚弱、面色无华者食用。

说明：樱桃虽然营养丰富，但不能大量食用，否则有可能中毒。而且有溃疡症状、正在上火者慎食。

# 9. 肝血虚：鸭肝、墨鱼滋阴益血养肝

根据我多年来的观察，这年头肝血虚的人特别多，我想可能跟电子产品的广泛使用有莫大关系。《黄帝内经》中讲"五劳所伤"，其中有一伤是"久视伤血"，这里的"血"指的就是肝血。大家想想看，地铁上、公交上、朋

友聚会，甚至在家里，很多人都是目不转睛地盯着手机、平板、电脑，时间长了，能不伤肝血吗？

再加上，很多人还喜欢熬夜。中医有句话说"人卧则血归肝"，晚上我们躺下来后，五脏六腑的血液都归于肝脏来解毒，如果11点以后你再熬夜，就会影响到肝脏的这一功能。所以熬夜的人第二天气色总会很差，甚至脸色发青，因为肝主青色，这都是肝脏在向你抗议。

大家想想，"熬夜"的"熬"非常传神，就像是有一把火在烤着你体内的阴液。这把火，是肝火，它熊熊燃烧，耗伤津液，会导致血虚、阴虚等症状。

如果你是女孩子，就更严重了。因为"女子以血为本，以肝为先天"，假如肝血不足，女性的月经量有可能变少甚至闭经。大家应该知道月经对女性有多重要，它是身体状况非常灵敏的晴雨表。

所以，假如你明明还没老，却经常头晕眼花、眼睛涩，而且皮肤干燥、长斑、长痘，极有可能是肝血虚，需要好好补肝血。而你要做的第一件事，就是早点睡觉别熬夜，这比什么补药都重要。

保证能够不熬夜以后，我们再谈怎么养肝血。我主要想讲两方面，一个是不要生气，不要压抑自己，否则就会影响到肝气的条达，也会影响到肝血。

另一个就是要注意饮食。由于肝主青色，而且是负责解毒的器官，所以绿色的、清淡的食物对肝脏有益，大鱼大肉、辛辣刺激、油炸油腻的食物，都会给肝脏带来负担。所以，春天的时候，多吃一些新鲜的绿色蔬果，对养肝是极好的。

与此同时，还可以适当吃一些补养肝血的食物，我重点推荐的是鸭肝和墨鱼。鸭肝和猪肝、鸡肝一样，都可以补养肝脏。鸭肝味甘苦，性温，归肝经，可以补肝、明目、养血，治疗血虚萎黄、夜盲、目赤、浮肿等病症。

而墨鱼，是女性非常理想的食材，女性这一生，无论是经期、孕期、生产、哺乳各个时期，都可以吃墨鱼，对身体都有益，因为墨鱼有养血、明目、通经、安胎、利产、止血、催乳等功效。李时珍称墨鱼为"血分药"，由此可见它在补血方面的功效。当然，男性也一样可以吃。

## ⊙ 我的食疗菜谱：

### 1. 兰花鸭肝羹

**材料**：新鲜鸭肝400克，兰花15朵，鸡蛋1个，盐、香油适量

**做法**：（1）准备材料：把鸭肝清洗干净，用刀背砸成细茸后放入碗中，加入盐和蛋清搅拌均匀。

（2）把拌好的鸭肝茸放入蒸笼，锅中加水，大火蒸煮15分钟左右关火。

（3）炒锅中加适量水，烧开后，放入盐，淋入香油，撒入兰花，然后把蒸熟的鸭肝放入，略煮片刻即可。

**功效**：养肝补血，一般人皆可食用，特别适合血虚头晕，面色不华以及熬夜者、电脑工作者。

**说明**：高胆固醇血症、患有肝病、高血压和冠心病患者慎食。

### 2. 清炖墨鱼干

**材料**：墨鱼干100克

**做法**：（1）准备材料：墨鱼干要提前一晚上用冷水泡发，然后清洗干净，剔骨，切成小块。

（2）锅中加冷水，放入墨鱼块和墨鱼骨，大火烧开后，小火炖煮1小时即可。

**功效**：滋阴益血，特别适合肝血不足的女性食用。

**说明**：此汤不需要放葱、姜等调料，因为它们性温，多少会影响滋阴效果。而且墨鱼属于海鲜，本身有咸味，也可以不加盐。

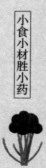

# 第八章

Chapter 8

## 提高身体免疫力，小食小材抗衰老

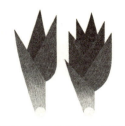

## 1. 排毒养颜防肿瘤，经常喝它就对了

虽然绿茶在出口国外的时候，没有醇厚的红茶那么受欢迎，但在《时代周刊》推荐的十大健康食品中，它排名第一。在国内，绿茶是很多人的心头好，包括我。这种未经发酵的茶叶，保存了鲜茶叶中的很多天然营养物质，这是发酵茶难以比拟的，比如茶多酚。

茶多酚这种东西对身体非常有益，茶叶的很多保健作用，事实上都是来自茶多酚。这种物质有非常强的抗氧化作用，可以有效清除人体内有害的过量自由基。女同胞们对"抗氧化"这个概念应该都不陌生，因为"氧化"是衰老的大敌，想要保持年轻态、健康身，就要努力抗氧化。

茶多酚的抗氧化作用有多强呢？它的抗氧化作用是维生素C的5～10倍，是维生素E的6～7倍，是人工合成的抗氧化剂BHT、BHA的4～6倍。现在大家知道它的抗氧化、防衰老功能有多强了吧？

除了抗氧化，茶多酚还能抗病菌，它对病原菌、病毒有明显的抑制和杀灭作用，消炎止泻的效果相当好，可以用来治疗痢疾、流感。

更重要的是，它还可以阻断亚硝酸铵等多种致癌物质在体内合成，所以对胃癌、肠癌等多种癌症的防治大有裨益。

女性朋友们想要护肤，也可以用茶叶水洗脸。因为茶多酚是水溶性物质，用它洗脸，它强大的杀菌和收敛作用，可以帮我们收缩毛孔、去除面部的油腻脏污，还可以对抗皮肤老化，这些功效，是不是特让人动心呢？

那么,哪种茶叶中茶多酚的含量最高呢?是绿茶。绿茶和花茶中的茶多酚含量,有18%左右,而红茶中的茶多酚含量通常不超过10%。这也就是为什么我更推荐绿茶。

除了茶多酚,茶叶中还有咖啡碱、茶氨酸等化学物质,可以醒脑提神、利尿解乏、缓解疲劳。大家应该听说过"喝茶提神",那正是咖啡碱的作用。所以,一般我会建议大家白天工作的时候喝茶,晚上尽量不要喝,尤其不要喝浓茶,以免影响睡眠。

当然,你要是不喜欢绿茶的口感,就是喜欢喝红茶,或者说你的体质偏寒,更适合喝红茶,那就喝红茶,同样有很好的保健功效。因为绿茶性寒,如果你本来就脾胃虚寒,还非要喝绿茶,可能会得不偿失。

除了直接泡水饮用,绿茶还可以用来烹制一些美味茶点、菜肴,这里我给大家介绍两道。

## ⊙我的食疗菜谱:

### 1. 绿茶粥

**材料**:绿茶10克,粳米50克,白糖适量

**做法**:(1)准备材料:先把茶叶放入杯中,冲入开水,摇晃一下倒掉。粳米用清水浸泡15分钟。

(2)然后把茶叶放入锅中,加入约1000毫升水,大火烧开后转微火,煎煮两三分钟关火,捞去茶叶。

(3)在茶水中再加入400毫升清水,然后放入粳米煮粥,粥将好时放入白糖调味,搅拌均匀后即可关火。

**功效**:化痰消食,利尿消肿,益气提神。

**说明**:此粥有提神作用,所以不宜晚上食用。孕产妇以及哺乳期女性、习惯性便秘者慎食。

### 2. 龙井虾仁

**材料**：新鲜活虾500克，龙井芽2克，黄酒、葱、姜、盐、淀粉适量

**做法**：（1）准备材料：把虾洗干净，去虾线去壳后，用厨房纸吸干水分。葱、姜拍烂。

（2）把虾仁放入碗中，加入淀粉和少量黄酒、盐，搅拌好后静置1小时。

（3）待虾仁入味后，开始泡茶。用50毫升开水冲泡龙井茶，约1分钟后，倒掉一半茶水。

（4）锅中加油，烧至5成热时，下入虾仁滑炒片刻，迅速起锅；

（5）将锅中底油烧热，下入葱、姜爆香后，捞出葱、姜丢掉，下入虾仁快速煸炒，然后倒入茶叶和茶汤，烹入适量黄酒和盐，炒匀即可出锅。

**功效**：清热解暑、消食化痰、清心除烦、降火明目，是美味爽口的夏日食疗佳品。

**说明**：冲泡绿茶时水温不宜过高，控制在80℃～90℃即可，而且不要盖盖子。

##  2. 想要感冒少，饭桌上这类食物少不了

我这里说的"菌类"，肯定是食用菌，并不是所有菌类都可以放心吃的，所以大家不要随意上山挖蘑菇吃，除非你特别笃定某种野山菌是安全的、可食用的。

从神话传说中神乎其神的灵芝，到价格昂贵的松露，再到菜市场上经常可以见到的香菇、平菇、金针菇、鸡腿菇等，食用菌家族的成员着实不少。而且其中大部分都有很高的药用和实用价值，尤其是有较强的免疫调节作用。我们这里限于篇幅，只讲香菇和平菇这两种。

香菇的味道比较独特，有些人特别喜欢，有些人特别不喜欢。如果你还能接受香菇的味道，不妨经常吃一些。古代医书中记载香菇"益气不饥，治风破血和益胃助食"，看起来似乎并不惊人，和传说能"长生不老"的灵芝没法比。

但传说终归是传说，虚无缥缈，香菇的营养价值可是实实在在的。现代营养学认为，香菇作为一种高蛋白、低脂肪、多糖、多种氨基酸和多种维生素的菌类，营养丰富自然不用说，关键是它含有的香菇多糖，能提高辅助性T细胞的活力，从而增强人体的体液免疫功能。

而且，动物实验也表明，香菇菌盖部分含有双链结构的核糖核酸"蘑菇核糖酸"，这是一种抗病毒的干扰素诱发剂，这种物质可以提高人体的抗病能力，预防流行性感冒等病症。所以，体质不太好，容易感冒的人，不妨把香菇作为食疗的食材。

至于平菇，中医认为它性温味甘，有驱风散寒、舒筋活络的功效。而营养学认为，它也同样含有"蘑菇核糖酸"，可以抵抗流感等病毒的入侵，并且能增强我们身体的免疫功能。

我们家的餐桌上，就少不了菌类的身影，隔三岔五总会做点蘑菇吃，下面给大家介绍两种我个人比较喜欢的蘑菇美食。

## ⊙我的食疗菜谱：

### 1. 香菇笋丁

**材料**：新鲜香菇500克，鲜竹笋1根，大葱、红辣椒、香菜、芝麻、酱

油、盐、糖适量

**做法**：（1）准备材料：先把新鲜香菇去蒂，放在淡盐水中浸泡15分钟，冲洗干净后切成丁。笋洗净后切成同样大小的块。大葱切片，红辣椒切碎。

（2）炒锅中放油，烧至7成热时，放入葱爆香，倒入香菇丁和笋丁翻炒。

（3）二者将熟时，加入酱油、盐、糖调味，继续翻炒至成熟，关火装盘后撒上红辣椒、芝麻、香菜点缀即可。

**功效**：和胃健脾、补气益肾，对于久病体虚、易感冒者有食疗作用。

**说明**：浸泡香菇的时候，为了清洗干净，要把菌盖朝上，这样可以让小叶片中的杂质沉入水里。

### 2. 家常三鲜汤

**材料**：平菇100克，嫩豆腐200克，鸡蛋1个，大葱、香菜、盐、香油适量

**做法**：（1）准备材料：平菇在淡盐水中浸泡15分钟后洗净，撕成小条。把豆腐洗净切成条状，葱切末。

（2）炒锅中放油，烧热后加入葱末爆香，然后加入适量清水，烧开后放入豆腐、平菇。

（3）水开后加盐，略搅拌，打入鸡蛋，然后待蛋花将熟时滴入一两滴香油。勾薄芡，略煮片刻关火。

（4）装盘后撒上香菜即可。

**功效**：味道清淡鲜美，而且营养丰富，居家可经常食用，尤其适合老人、儿童、体虚者。

**说明**：豆腐易碎，搅拌的时候，汤勺朝着顺时针或者逆时针方向轻轻搅，不要胡乱搅拌。

**3. 最简单的食物,却能补气补血健脑益智**

提起鸡蛋,可能大家都知道它营养丰富。所以,一直以来,孕妇、产妇和老人、孩子补身体,都会吃鸡蛋,很多养生药膳也离不开鸡蛋。但是它的营养到底怎么丰富,可能很多人都说不上来。

在中医看来,鸡蛋性平味甘,这个性平是怎么来的呢?其实蛋清是性微凉的,而蛋黄性微温;蛋清可以清热,蛋黄能够补血,两者合在一起,整个鸡蛋就变得性平了,让人不得不感叹自然界万物的奇妙。

那鸡蛋都有什么功效呢?中医认为它滋阴润燥、补血安神、益气安胎,主治阴液亏虚、燥咳声哑、目赤眼痛、毛发枯脱、心烦失眠、产后口渴、盗汗遗精、气血亏虚、心悸眩晕、胎动不安、产后乳汁不足、下利等症状,功效着实不少。

在营养学家那里,他们不讲这些,但也承认鸡蛋对人体大有益处。因为鸡蛋的蛋白质品质非常好,仅次于母乳。其氨基酸组成与人体组织蛋白质最为接近,所以吸收率高达99.7%,几乎是人类最好的蛋白质来源。

除了蛋白质,蛋黄中的卵磷脂、甘油三脂、胆固醇和卵黄素等物质,对于神经系统的发育意义重大,可以改善人的记忆力,所以有健脑益智的作用。而且，卵磷脂还可以促进肝细胞再生，修复受损的肝脏组织，所以还能保护肝脏。

在保护心血管方面，鸡蛋也能大展身手，美国营养学家从鸡蛋中提取了卵磷脂，给心血管病人服用，3个月后，他们发现病人的血清胆固醇明显下降。这说明，鸡蛋对于防止动脉硬化也大有裨益。

虽然有些人对于鸡蛋的高胆固醇怀有疑虑，害怕它引发心脑血管病。但其实大家不必太多担心，如果你胆固醇正常，每天吃2个鸡蛋是没问题的。

但是，即便你身体健康，每天也不宜吃太多鸡蛋，我不提倡大家狂吃任何食物，掌握分寸和平衡是我们什么时候都应该牢记的。

## ⊙我的食疗菜谱：

### 1. 鸡蛋羹

**材料**：鸡蛋2个，蜂蜜或者生抽、香油适量

**做法**：（1）准备材料：把2个鸡蛋打在碗里，按照蛋与水1∶1.5的比例加入温水，用筷子打散。

（2）然后用筷子或者滤网过滤掉蛋液中的气泡。

（3）在碗上包上一层保鲜膜，用牙签扎两三个小洞。冷水放入蒸锅，用中火蒸15分钟左右即可关火。

（4）取出蛋羹后，依据个人口味加入蜂蜜，或者生抽、香油后，即可食用。

**功效**：营养丰富易消化，是老少咸宜的美味早餐。

**说明**：想要蒸出光滑软嫩的蛋羹，一定要加入温水，蒸的时候不能用大火，否则很容易挨着碗的部分凝固了中间还不熟，也容易出现蜂窝，影响口感。

**2. 蛋卷饼**

**材料：**鸡蛋4个，面粉60克，火腿、小葱、盐适量

**做法：**（1）准备材料：把小葱切末，火腿切成细小的丁；

（2）面粉加水、加盐，均匀搅拌成面糊后，放入小葱和火腿丁，搅匀后稍微静置一会儿；

（3）不粘锅中刷少许油，小火烧热，倒入一半面糊，迅速转动锅，至面糊均匀铺满锅底；

（4）待到面糊凝固时，翻面，待两面发黄即可出锅。

**功效：**健脑益智补充营养，是男女老少都可以经常食用的美味早餐。

**说明：**火腿本身有咸味，面糊其实也可以不加盐。大家有兴趣的话，也可以加糖做成小甜饼。

 ## 4. 养胃降糖的双重功效，千万别错过它

有一天在大街上，听到一个小姑娘无比惊讶地问自己的妈妈："南瓜也能吃吗？它不是灯吗？"在美国，万圣节时，南瓜可以做成南瓜灯，但它原本就是给人吃的，在美国经常被做成甜点南瓜派，在欧洲主要作为蔬菜食用，在我们国家煮粥比较多。

但不管怎么烹饪，南瓜还是南瓜，是一种营养丰富的食材，是我们不该忽视的一种食物。不过我相信糖尿病患者对南瓜应该并不陌生，因为虽然南瓜味道甜甜的，但降糖功能却非常出众，名声在外，虽然有争议，但南瓜中

丰富的钴，对于防治糖尿病还是有特殊意义的。

对于没有糖尿病的人来说，它也是非常有价值的食材，因为南瓜含有南瓜多糖、氨基酸、活性蛋白类胡萝卜素及多种微量元素，对我们的健康都非常有益。

比如，大名鼎鼎的南瓜多糖，是一种非特异性免疫增强剂，术语大家可能看不懂，没关系，你只需要知道，这种物质可以提高机体免疫功能，调节免疫系统的功能就好了。

而南瓜中含量丰富的类胡萝卜素，被我们吃下去以后，会变成维生素A，这种物质对于视力和骨骼的发育大有好处，而抗氧化剂β-胡萝卜素具有护眼、护心功效，所以小朋友也可以适当吃些南瓜。

南瓜中的微量元素非常丰富，有磷、镁、铁、铜、锰、铬、硼等，再加上它高钙、高钾、低钠的特点，所以特别适合中老年人和高血压人群食用。

另外，南瓜中还有丰富的果胶，这种果胶的吸附性很强，可以帮忙把身体里面的有害物，比如重金属等排出体外。这种果胶还能保护胃黏膜，不让它受到粗糙食物的刺激，所以我也会建议胃病患者吃一些南瓜养胃。

其实南瓜的这些功效，中医也早有认识，我们认为南瓜性温味甘，有补中益气、消炎止痛、解毒杀虫的功效，主治久病气虚、脾胃虚弱、疟疾痢疾、气短倦怠等病症。

至于南瓜的选择，建议大家挑老南瓜。因为嫩南瓜虽然维生素C和葡萄糖含量比较高，但老南瓜的钙、铁、胡萝卜素等营养物质的含量高。综合考虑，想要强身健体，还是老南瓜更好。

## ⊙我的食疗菜谱：

**1. 南瓜绿豆汤**

**材料**：老南瓜500克，绿豆50克，盐适量

**做法**：（1）准备材料：把南瓜洗净后，去皮、去籽，切成小块。绿豆清

洗干净。

　　（2）锅中加水，先放入绿豆，大火烧开后转小火炖煮。

　　（3）煮至绿豆开花时，放入南瓜，煮至二者都烂熟时，加入少量盐调味，搅拌均匀即可关火。

功效：清热利暑，补中益气，适用于夏日烦渴、心悸胸闷者及糖尿病患者。

说明：《本草纲目》说南瓜"多食发脚气、黄疸"，所以南瓜也不宜过量食用。

**2. 南瓜饭**

材料：老南瓜200克，粳米100克

做法：（1）准备材料：把南瓜洗干净以后，去皮、去籽，切成小块。粳米洗净后，浸泡15分钟。

　　（2）锅中加适量水，放入粳米和南瓜块，煮至饭熟即可。

功效：健脾益气，通便润肤，适用于脾胃虚弱、营养不良等，适合大部分人日常食用。

说明：南瓜属于容易滞气的食物，一定要煮熟后食用，以免腹胀。有气胀、吐酸水等症状者不宜食用。

# 5. 抗菌消炎保护心血管，它是最好的药

生的时候有点辣，熟了以后有点甜的洋葱，是很常见的一种蔬菜，价钱

也很便宜。不过，很多人只把它当作配菜，它在蔬菜界的地位似乎不那么高。但如果你知道它的营养价值以后，估计会对它刮目相看的。

先说杀菌抗感冒吧，其实洋葱的杀菌能力很强，可以有效抵御流感病毒、预防感冒。只不过这个功效很多食物都有，比如，大蒜、生姜、葱白，而且葱、姜、蒜是我们中国人厨房中常备的调料，受风寒了，切上几片煮水喝，很方便，轮不上洋葱。

再说预防癌症，很多食物都能防癌，洋葱的防癌功效，来源于它含有的硒元素和槲皮素。硒可能有人知道，这是一种抗氧化剂，能刺激人体的免疫反应，从而抑制癌细胞的分裂和生长。槲皮素也能抑制致癌细胞的活性，阻止癌细胞生长，所以洋葱也有助于防癌。

对于中老年人来说，洋葱还有一个重要功能，那就是保护心血管健康。因为，洋葱是我们目前发现的唯一一种含有前列腺素A的蔬菜，这种物质能够扩张血管、降低血液黏度，所以对于控制血压、增加冠状动脉的血流量有好处，可以预防形成血栓。

而且，洋葱中的槲皮素含量很丰富，这种物质除了防癌，还有助于防止低密度脂蛋白（一种坏胆固醇）氧化，所以也可以有效避免动脉粥样硬化。

除此之外，洋葱还可以防腐、抗菌、镇痛、消炎、止咳、驱虫等。而且，由于杀菌作用比较强，每天生吃半颗洋葱，还可以预防蛀牙。

当然，想要让洋葱发挥这些功效，肯定不是你吃了一头两头洋葱就能达到目的的。我们得把洋葱加入食谱清单中，重视起来，经常吃一些，时间久了，才能享受到它强身治病的功效。

## ⊙我的食疗菜谱：

### 1. 凉拌三丝

**材料**：洋葱一头，新鲜青椒、红椒各一个，盐、白糖、生抽、味精、辣

椒油、白醋、香油适量

**做法：**（1）准备材料：把洋葱剥去外皮，洗净切成丝，青椒、红椒洗净，去蒂，切成细丝。

（2）在洋葱、青椒、红椒丝中加入盐、白糖、生抽、味精，还可以依据个人口味滴入少许辣椒油、白醋等，然后滴入香油即可装盘。

**功效：**预防感冒，软化血管，有助于稳定血压。

**说明：**最好选用紫皮洋葱。洋葱和辣椒都偏温热，阴虚火旺者慎用。

## 2. 洋葱土豆饼

**材料：**洋葱一头，土豆一个，胡萝卜1/3根，青椒半个，鸡蛋1个，香肠半根，盐、胡椒粉适量

**做法：**（1）准备材料：把洋葱一半切成圈，一半切成丁，胡萝卜、土豆、青椒等洗净后切成小丁，香肠切丁。

（2）把土豆放在蒸锅里蒸熟，然后压碎成土豆泥。

（3）把鸡蛋放入大碗，打成蛋液，然后放入洋葱丁、青椒丁、胡萝卜丁、香肠丁和土豆泥，加入盐和胡椒粉调味，然后搅拌均匀。

（4）锅中放油，烧热后转小火，放入洋葱圈，用勺子舀一勺蔬菜土豆泥蛋糊，放入洋葱圈里，煎至两面金黄即可。

**功效：**滋肝益肾，化浊去瘀，利湿解毒，治疗便秘。

**说明：**洋葱放在冰箱里10～15分钟后再切，或者切洋葱时在刀上沾点水，可以避免熏眼睛。

##  6. 抗氧化、防衰老，女人吃它能补血

菠菜营养丰富是很多人都知道的常识，有着"营养模范生"称号的菠菜，是动画片中大力水手用来补充能量的食物，也是我们餐桌上常见的佳肴。

这种看起来再普通不过的蔬菜，营养是非常丰富的，它含有丰富的胡萝卜素、维生素C、钙、磷，及一定量的铁、维生素E、芦丁、辅酶Q10等多种营养素。

其中，维生素C和维生素E都是抗氧化剂，这让菠菜有了很强的抗氧化能力，可以减缓年老体衰时可能出现的认知障碍和身体损害。换句话说，它能防止大脑老化，减少中老年人经常出现的记忆力减退现象。

而且，这些抗氧化剂，还可以促进细胞增殖，有助于皮肤保持活力。民间流传一道方子，把菠菜捣烂，用菠菜汁洗脸，坚持一段时间，可以清洁皮肤毛孔、减少皱纹和色素斑，保持皮肤光洁，真是爱美的女同胞的福音。

女同胞们还应该多吃菠菜的另一个原因是，菠菜还可以补血。菠菜含有丰富的类胡萝卜素、维生素C，这两种物质都有助于补血。而且，菠菜叶子含有相当多的叶绿素，菠菜根所含的维生素K在叶菜类中最高，可以辅助治疗鼻出血、肠出血。所以，择菠菜的时候，不要把根丢掉。

菠菜还有的其他医疗价值包括润肠通便、防治痔疮、稳定血糖、促进生长发育、增强抗病能力、防治老年人眼睛"黄斑变性"等，简直数不胜数。

但在这里需要提醒大家的是，菠菜含有大量草酸钙，进入人体后会沉淀出钙离子，影响到钙质的吸收，而且还容易生成草酸钙结石。所以，要焯水后再做菜，而且假如你正在服用钙片，服药前后2小时内不要吃菠菜。另外，肾结石患者不适合吃菠菜，也是同样道理。

## ⊙ 我的食疗菜谱：

### 1. 菠菜拌花生米

**材料**：菠菜400克，花生200克，盐、生抽、醋、白糖、辣椒油、香油适量

**做法**：（1）准备材料：菠菜洗干净。把生花生米放在锅中用小火炸香炸熟，晾凉后撒盐。

（2）锅中加水，放少许油和盐，水开后放入菠菜，焯熟后过凉，沥干水分。

（3）把菠菜和花生米放入容器，加盐、生抽、白糖、醋、辣椒油、香油拌匀即可。

**功效**：补血养血，适合高血压、头痛、目眩、便秘者经常食用。

**说明**：油炸花生米容易上火，但是口感比较好。从健康角度考虑，可以换作水煮花生米。

### 2. 菠菜蛋花汤

**材料**：菠菜120克，鸡蛋1颗，盐、鸡精、香油适量

**做法**：（1）准备材料：先把菠菜洗干净，放入开水锅中焯烫片刻，捞出

后晾凉，切成段。

（2）锅中加水和适量鸡汤，如果没有鸡汤可以放点鸡精，水开后放入菠菜。

（3）再次开锅后转小火，淋入鸡蛋液，淋完马上关火，加入盐和少许香油即可。

**功效：** 下气调中，止渴润燥，适合糖尿病、高血压、便秘者经常食用。

**说明：** 菠菜性寒凉，女性经期慎用。或者同时吃一些辛温食物平衡，以免诱发胃肠绞痛或腹胀等。

 ## 7. 最有效的抗癌药，菜市场都能买得到

其实我一开始并不清楚西兰花和菜花有什么区别，后来研究食材、学习营养学的时候才发现，虽然它们同是十字花科的蔬菜，但西兰花的营养价值要高多了，只是它没有菜花容易保存，两者更适合的烹饪方法也不同，西兰花特别适合凉拌、清炒。

那西兰花的营养价值有多高呢？我们可以这样说，在全世界所有蔬菜中，它的综合营养价值和防病效果，毫无疑问可以进入前三名。在《时代周刊》杂志推荐的十大健康食品中，它排名第四，西方人把它誉为"天赐的良药"和"穷人的医生"，由此可见其药用效果。

营养学认为，西兰花的营养成分十分全面，其中一些元素的保健价值非常高。比如，西兰花中含有大量硒，硒号称"奇迹元素"，有抗癌、防老化、

增强免疫力、促进儿童生长发育的功能，还有助于预防高血压、心脏病等慢性疾病。

而西兰花中大量的黄酮类化合物，可以减少心血管疾病的发生。还有一种东西名叫硫代葡萄糖苷，虽然它在十字花科植物的种子中广泛存在，但在西兰花中的含量非常高。这种物质的作用是，可以帮我们的身体分解脂肪，防止它阻塞动脉，所以对心脑血管疾病和一些癌症，都有预防作用。

西兰花中还有丰富的萝卜硫素，这种物质的防癌抗癌的功效很强，对于乳腺癌、直肠癌、胃癌等癌症预防效果尤其好。而西兰花内的吲哚衍生物，可以降低人体内雌激素水平，有助于预防乳腺癌。

另外，西兰花中丰富的维生素C，可以帮助肝脏提升解毒能力，增强身体免疫力。所以，西兰花也是一种非常适合中老年人食用的蔬菜，能够很好地为我们的身体提供营养、助力健康。当然，年轻人也不妨多吃一些，为免疫力保驾护航。

刚才我已经讲了，虽然西兰花可以跟其他蔬菜一样，有很多做法，但它最适合清炒和凉拌，以便最大程度地保存营养，下面就给大家介绍两种做法。

## ⊙我的食疗菜谱：

### 1. 凉拌西兰花

**材料**：西兰花300克，青椒、红椒、彩椒各半个，盐、生抽、花椒油适量。

**做法**：（1）准备材料：把西兰花洗干净后掰成小朵，各种颜色的辣椒洗净切成小块。

（2）锅中加水烧开，加点盐，放入西兰花焯烫，焯熟后捞出，用冷水过凉。

（3）把焯过的西兰花放入大的容器中，加入青、红、彩椒块和盐、生抽、花椒油搅拌均匀即可装盘。

功效：补脾和胃，保护心脑血管，是可以经常食用的营养菜肴。

说明：各种颜色的辣椒块是为了色泽鲜艳，引人食欲，如果你不能吃辣椒，可以不放也可以放了不吃。

### 2. 蒜蓉西兰花

材料：西兰花300克，大蒜1头，盐、鸡精适量

做法：（1）准备材料：把西兰花洗净后，掰成小朵。大蒜拍碎。

（2）锅中加水，烧开后，加点盐，放入西兰花焯烫，焯熟后捞出，用冷水过凉。

（3）炒锅加油，烧至七成热，下入蒜末炒香，然后倒入焯好的西兰花翻炒片刻。

（4）将熟时，加入盐和鸡精（也可以不放），翻炒均匀即可关火出锅。

功效：增强血管韧性，增强机体免疫力。

说明：西兰花和菜花类蔬菜，掰好以后都不能久放，否则营养成分会大大损失。

## 8. 既补肾阴又体贴血管，不妨每天嚼几个

浑身紫得发黑还长满了包的桑葚，其貌不扬，甚至看起来还有点像虫子，不跟艳丽的苹果、桃子、李子似的，一看就让人食欲大增。而且吃完以

后，舌头上跟中毒似的。但这种黑紫色的水果，中医对其历来都很重视。

著名的《本草纲目》说它"令人聪明"，这里的"聪明"不是说头脑聪明，而是"耳聪目明"，什么人需要耳聪目明呢？通常是老人。由于桑葚有补益肝肾、滋阴养血、生津润燥、乌发明目的功效，所以对老人来说，是特别好的食疗佳果，可以润肤、乌发，健体美颜抗衰老。

当然，不仅仅是老人适合吃，由于桑葚明目，所以经常盯着电脑的办公一族，也可以吃些桑葚缓解眼睛疲劳干涩的症状。肾阴虚的人，也不妨吃些桑葚滋阴补肾。

而在现代营养学看来，桑葚还有免疫促进作用。它不仅可以增加体液免疫作用，还对T细胞介导的免疫功能有显著的促进作用，提高身体素质。

而且，桑葚中含有一种叫"白黎芦醇"（RES）的物质，能阻止血液细胞中栓塞的形成，对细胞突变有预防作用，而且还可以抗病毒。所以，它还可以对心血管有良好的保护作用，避免心血管疾病的出现。综合以上种种因素，中老年人不妨适当多吃一些桑葚。

新鲜桑葚可以直接洗干净了吃，但它不好保存，所以古人也发明了很多保存方法。比如晒成桑葚干，做成桑葚膏，酿成桑葚酒等，而且药用效果都不错。《本草纲目》中就有桑葚"捣汁饮，解酒中毒；酿酒服，利水气，抗衰驻容颜"的记载。

所以，大家除了直接吃桑葚，也可以变点其他花样，煮粥、榨汁都行。其中，用桑葚煮粥是流传甚久的传统方法，特别滋补。

## ⊙我的食疗菜谱：

### 1. 桑葚枸杞子粥

**材料**：桑葚干5克，枸杞子5克，红枣5个，粳米100克，冰糖适量

**做法**：（1）准备材料：枸杞子和红枣清洗干净，桑葚和粳米洗干净后，

放入冷水中浸泡15分钟。

（2）锅中加水，放入粳米、桑葚、枸杞子、红枣，大火烧开后转小火熬煮。

（3）煮至粥将熟时加入冰糖调味，然后关火即可食用。

**功效**：补肝肾，健脾胃，消除眼部疲劳，增强体质。

**说明**：桑葚干的口感没有新鲜桑葚好，直接吃不好吃，但榨汁和煮粥的口感都不错。

### 2. 桑葚汁

**材料**：桑葚干50克，冰糖适量

**做法**：（1）准备材料：桑葚干洗干净，放在清水中浸泡1小时。

（2）锅中加入清水，放入泡好的桑葚干，大火烧开后，用勺子或者压制土豆泥的工具挤压桑葚。

（3）煮10分钟即可关火。关火后用漏斗过滤即可，饮用的时候可以依个人口味加入冰糖调味。

**功效**：补肝肾、健脾胃、美白乌发、明目抗衰老。

**说明**：桑葚汁味甘酸，性微寒，所以脾胃虚寒，大便稀溏者慎用。

# 9. 杀虫抗痨，这种瓜的功效与众不同

虽然我是医生，但这里我讲的木瓜，不是中药里用的宣木瓜，而是作为

水果吃的番木瓜。身为岭南四大名果之一，番木瓜有很多雅号，比如"百益之果""水果之皇""万寿瓜"等，这些雅号一叫出来，立马就让我们知道了它的食疗价值。

比如，既然叫"万寿果"，顾名思义，肯定是有助于延年益寿。木瓜倒也不是浪得虚名，营养学发现，木瓜含有抗氧化物质和酵素，有助于延缓衰老。酵素这种东西很多女性朋友并不陌生，它近似人体生长激素，可以帮助人保持青春。

而木瓜中的β胡萝卜素，是一种天然的抗氧化剂，可以消灭那些破坏身体正常细胞、使人体加速衰老的自由基，所以，说它能使人延年益寿，并不是胡说八道。

至于"百益之果"，是说木瓜的食疗功效比较广泛，它所含的木瓜蛋白酶，可以帮助身体分解脂肪，所以有健脾消食的功效。

木瓜蛋白酶和另一种物质番木瓜碱，能够杀菌，不过通常是针对结核分枝杆菌和寄生虫，因此有了"杀虫抗痨"的功效。番木瓜碱除了抗菌，还有抗淋巴性白血病的功效；而且，番木瓜碱还有缓解痉挛疼痛的作用，对腓肠肌痉挛有明显的治疗作用。

不过我相信很多女性，甚至很多人知道木瓜，都是因为其"丰胸"的功效。木瓜是不是真的能丰胸，我不知道，也无法证实，但木瓜中的凝乳酶有通乳作用倒是真的。

大家不要因为对"丰胸"过于关注而忽视它的宝贵食疗价值，木瓜中含有大量水分、糖类（碳水化合物）、蛋白质、脂肪、多种维生素及多种人体必需的氨基酸，它是一种营养丰富、甜美可口的水果，也可以提高机体的抗病能力。除非对木瓜过敏或者是孕妇，否则，不管有没有丰胸的需要，为了身体健康，大家都不妨考虑吃一些。

## ⊙ 我的食疗菜谱：

### 1. 银耳炖木瓜

**材料**：中等个头木瓜1个，银耳15克，冰糖适量

**做法**：（1）准备材料：把木瓜洗干净后削皮去籽，切成小块。银耳用清水泡发，洗净，撕成小朵。

（2）锅中加水，放入银耳，大火烧开后转小火，慢慢熬煮1小时后放入木瓜。

（3）开锅后继续小火熬煮15分钟，加入冰糖，搅拌均匀即可关火。

**功效**：滋润养颜，可以养阴润肺，防止皱纹，延缓衰老，也可以治疗燥热咳嗽、干咳无痰等症。

**说明**：木瓜中的番木瓜碱，对人体有小毒，每次食用量不宜过大，过敏体质者慎食。

### 2. 木瓜奶昔

**材料**：中等木瓜1个，250毫升牛奶一盒，白砂糖、淡奶油适量

**做法**：（1）准备材料：把木瓜去皮去籽，切成小块。

（2）把木瓜块放入料理机，加砂糖，倒入牛奶和淡奶油，搅拌成糊状。

（3）倒入杯子即可食用。

**功效**：和胃化湿，清热祛风，适合慢性萎缩性胃炎患者、消化不良者饮用。

**说明**：孕妇不宜食用木瓜，因为可能会引起宫缩腹痛。

##  10. 减脂抗癌的小水果,经常吃点很养人

奇异果这个名字是舶来品,它在本土的名字叫猕猴桃。据说,一百多年前,一个新西兰人在中国旅行的时候见到了猕猴桃,觉得很新奇,而且它长得特别像新西兰的国鸟奇异鸟,就把它带回国。就这样,猕猴桃移民到了新西兰,并且有了新名字奇异果。

不知道是不是新西兰的水土不同,猕猴桃变成奇异果以后,模样和味道都有了一些改变,表皮变得光滑了,口感也更甜了。所以,现在很多人都喜欢吃奇异果,我这里虽然讲的是奇异果,但大家要知道,其实论食疗价值,猕猴桃也是一样的。

李时珍在《本草纲目》中是这样介绍猕猴桃的:"其形如梨,其色如桃,而猕猴喜食,故有诸名。"看来,熟知山中野果的猕猴很聪明,知道什么果子营养丰富。

在中医看来,猕猴桃性味甘酸而寒,有解热、止渴、通淋、健胃的功效,可以治疗烦热、消渴、黄疸、呕吐、腹泻、石淋、关节痛等疾病,而根据唐代医药学家陈藏器的说法,猕猴桃的功效是"调中下气、主骨节风、瘫缓不随、长年白发",是滋补强身的上佳果品。

到了营养学家那里,他们发现,奇异果的营养的确非常丰富,含有B族

维生素、维生素C、维生素E、维生素K、胡萝卜素以及钙、磷、铁、钠、钾、镁、氯等多种成分。其中，维生素C含量是同等重量柑橘的5~6倍。

大家应该知道，C族维生素是一种很强的抗氧化剂，可以清除自由基，延缓衰老。奇异果中的C族维生素含量居然比号称"VC之王"的柑橘高出那么多，大家是不是要更正一下自己原来的观念了？

近来的研究还发现，奇异果含有抗突变成分谷胱甘肽，能够阻断一种名叫亚硝胺的致癌物质的活性成分，换句话说，它能帮我们抑制癌细胞，尤其对肝癌、肺癌、皮肤癌、前列腺癌等癌细胞病变，有一定的控制作用。

而且，奇异果中丰富的精氨酸，还可以阻止血栓的形成，对预防心血管疾病大有好处；它所含的天然糖醇类物质肌醇，还可以调节糖代谢，对糖尿病患者也颇有益处。

作为一种营养和膳食纤维丰富的低脂肪食品，奇异果不仅仅是一座医药宝库，对于打算减肥的人来说，也是一种非常适宜的果品，不仅有助于消脂减肥，还可以很好地护肤美容，虽然身价不菲，却仍然备受欢迎。

## ⊙我的食疗菜谱：

### 1. 奇异果杏仁沙拉

**材料**：奇异果2个，甜杏仁50克，香蕉1根，酸奶100克

**做法**：（1）准备材料：把奇异果和香蕉都去皮，切成小块。杏仁用擀面杖压碎。

（2）把奇异果、香蕉块和酸奶一起搅拌均匀，撒上杏仁碎即可。

**功效**：清热降火、润燥通便，可以治疗食欲不振、消化不良，很好地补充营养。

说明：也可以加上麦片或者玉米片一起拌着吃，将是非常完美的早餐。

### 2. 蜂蜜奇异果

**材料**：奇异果2个，蜂蜜适量

**做法**：（1）准备材料：把奇异果洗干净，切成小块，放在碗中；

（2）在果肉上加蜂蜜，然后放在蒸锅中蒸至果肉熟烂即可，放凉后食用。

**功效**：润肠通便，还可以缓解高热烦渴、胸腹胀闷等症状。

**说明**：奇异果可以通便，脾胃虚寒、腹泻者不宜食用，因其滑泄之性，月经过多及先兆流产者忌食。

小食小材胜小药

# 第九章

Chapter 9

## 日常身体做保养，小食小材离不了

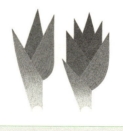

##  1. 养护肠道防便秘，这种食材效果好

说起来，和其他谷物比，玉米的营养价值其实并不高。它的蛋白质含量比较低，也正因为蛋白质含量低所以不能像小麦一样做成面包，只能做成不发酵的玉米饼。同为粗粮，它的营养价值比不上燕麦，而且由于缺乏维生素$B_3$，如果你长期把玉米当主食，可能会得糙皮病。

既然这样，为什么我还提玉米呢？因为它也有自己独特的价值。首先它价格便宜啊，当然，更主要的是，玉米中的异麦芽低聚糖含量高，这种物质大家可能没听说过，但如果我说"双歧因子""益生元"，经常看广告的人应该会知道。

简单来说，异麦芽低聚糖是一种功能性低聚糖，由于动物肠道里没有水解异麦芽低聚糖的酶解系统，所以人体不能消化吸收。但是，它进入肠道以后，可以被肠道里面的好细菌，比如双歧杆菌、乳杆菌等利用，所以它是双歧杆菌的增殖因子，也就是"双歧因子"。再加上它能够让肠道内的有益菌高效增殖，所以被称为"益生元"。

那么现在我说这种物质可以保护肠道，大家应该没有异议了。它不仅能让有益菌变多，还可以减少有害菌，比如产气荚膜梭菌的数量，抑制它们生长。因此，它可以非常有效地改善我们肠道内的菌群状况，防治菌群失调，调整肠道功能让它早日恢复正常，所以对于很多肠道疾病，都大有好处。

除此之外，玉米明目的功效也比较突出，因为玉米含有类黄酮，这种物质对视网膜黄斑有一定作用，所以坚持吃点玉米，还可以帮我们明目。

当然，作为一种粗粮，玉米也可以刺激胃肠蠕动，防止便秘，防止动脉硬化。所以，动脉硬化、高血压、高脂血症、冠心病、肥胖症、脂肪肝、习惯性便秘、脾胃气虚、气血不足等人群，都可以考虑吃点玉米。而且最好是煮玉米、玉米粥等，而不是爆米花那种加工食品。

## ⊙我的食疗菜谱：

### 1. 玉米排骨汤

**材料**：排骨500克，新鲜玉米2根，胡萝卜2根，葱、姜、盐适量

**做法**：（1）准备材料：排骨清洗干净后放入开水中汆烫。玉米和胡萝卜切成大块。葱切段，姜切片。

（2）锅中加水，放入葱、姜片，放入排骨和玉米、胡萝卜，大火烧开后转小火炖煮2小时左右即可。

**功效**：健脾开胃，养血润燥，是日常食补佳品，尤其适合三高人群食用。

**说明**：这道汤非常清淡鲜美，不宜放过多调料。另外，排骨汆水时间不宜太长。

### 2. 玉米豌豆粒

**材料**：玉米粒300克，豌豆粒100克，葱、蒜、姜、盐、鸡精适量

**做法**：（1）准备材料：把玉米粒和豌豆粒清洗干净。葱、蒜、姜都切末。

（2）炒锅中加油，放入葱、蒜、姜末小火爆香，然后倒入豌豆翻炒。

（3）炒至豌豆变成翠绿色时，加入玉米粒翻炒片刻，然后加入盐和鸡精，翻炒均匀即可。

**功效**：香甜可口，健脾开胃清肠，防止便秘，还可以增强免疫力。

说明：玉米毕竟是粗粮，不大好消化，豌豆也容易产气，所以脾胃功能不好者不宜多吃。

## 2. 保护脑部还补肾，男人应该多吃点

有一天在大街上，我看到一位应该是奶奶或者外婆的老人家，满脸慈爱地把一瓶核桃露往一个胖小子手里塞，一边塞一边说："学习累，快考试了，喝点核桃补补脑。"

可见，核桃补脑的观念相当深入人心。长久以来，根据中医"以形补形"的理论，由于核桃的外形长得很像人脑，所以一直有核桃补脑的说法，在民间也广为流传。

然而现在有很多人质疑这种理论，认为仅仅凭借外形的相似，并不能说明问题。其实他们对中医有误解，我们睿智的先人并不是这样轻率下结论的。之所以说核桃能补脑，是因为核桃可以很好地"补肾"，所以腰膝酸软，阳痿遗精等症状都可以用核桃食疗。

虽然西医认为肾脏和大脑没有关系，但中医不这么看，清代医学家唐容川，是最早用西医解剖学解释中医科学性的代表人物之一，他是这样说的："事物之所以不忘，赖此记性，记在何处，则在肾经，益肾生精，化为髓，而藏于脑中。"

由于肾藏精，精生髓，髓充骨，髓又上充于脑，脑为髓海，所以，大脑的功能，和肾脏的好坏关系密切。能够补肾的核桃，当然也就能补脑。

这一观点,也已经被营养学证实。由于核桃含有丰富的不饱和脂肪酸,并且饱和脂肪酸含量少,对大脑健康大有好处,可以改善我们的记忆力和学习能力。

除了补肾,核桃还可以温肺、润肠,用于虚寒喘咳、大便秘结等症状。

另外,除了核桃,其实很多坚果,比如,巴旦木、松子、榛子、腰果等,都有类似的功效,只是核桃物美价廉,所以更受大家欢迎吧。

## ⊙我的食疗菜谱:

### 1. 香浓核桃炖蛋

**材料:** 核桃3个,鸡蛋2个,红糖、黄酒适量

**做法:** (1)准备材料:把鸡蛋打散,加入少许黄酒搅拌均匀,红糖加上两倍于蛋液的水融化。把核桃肉洗干净,用刀拍成碎末。

(2)取大碗,放入蛋液和红糖水,充分混合后,用保鲜膜封好碗口。

(3)蒸锅中加水,把碗放入蒸屉,大火烧开后,用中火蒸5分钟左右。

(4)揭开保鲜膜,撒上核桃末,然后包好保鲜膜继续中火蒸5分钟即可。

**功效:** 补血养气、补肾填精、止咳平喘、润燥通便,尤其适合年老体弱者食用。

**说明:** 为了让蒸出来的蛋羹更细腻,鸡蛋液可以过一下筛。

### 2. 核桃拌木耳

**材料:** 核桃150克,黑木耳50克,青辣椒1个,红尖椒1个,生抽、醋、盐、香油适量

做法：（1）准备材料：干木耳先用淘米水提前泡发，然后洗净去蒂，撕成小朵。剥好的核桃仁用开水浸泡20分钟后去皮。青、红辣椒洗净，切成圈。

（2）锅中加水，烧开后，放入木耳焯一下，然后捞出过凉，沥干水分。

（3）把生抽、醋、盐和香油倒入碗中，搅拌均匀，调成调味汁；

（4）把核桃仁和黑木耳放在另一个大碗中，倒上调味汁，搅拌均匀后，撒上青红尖椒圈即可。

**功效**：核桃和黑木耳都可以滋阴补肾，二者同用可以补益肾气，滋阴养颜，强身健体。

**说明**：核桃吃多了也容易上火，每人每天食用量在2个左右比较合适。

 ## 3. 头发不白耳不聋，吃它最养肝和肾

冬日的早晨，喝上一碗浓浓香香的黑芝麻糊，美好的一天就这样被唤醒，这是一种相当幸福的体验，同时也是一种非常健康的生活方式。

大家别看黑芝麻个头小小的，它的营养、滋补价值可不小。中医学认为黑芝麻"补肝肾，滋五脏，益精血，润肠燥"，对全身上下都有好处，所以它一直以来都是食疗佳品。

尤其是在"乌发"方面，黑芝麻美名远扬，因为它能够滋补肝肾，尤其是可以养肾。而肾是先天之本，里面藏有推动人体生命活力的先天之精。肾

精越充足，我们的生命之火燃烧得越旺盛，持续的时间也越长。

而黑芝麻"益精血"的功效，可以很好地填精益髓，为身体补充精血，让肝血与肾精都更充足，更好地濡养身体。由于"肾主发"，所以多吃黑芝麻，可以濡养肾脏，也就有助于减少白发，让头发乌黑明亮更健康。

如果让营养学家们来分析，他们也会告诉你，黑芝麻的确能够乌发润发，因为我们之所以出现白头发，是头皮的毛囊细胞分泌的黑色素变少了，有一种名叫酪氨酸酶的物质，它是导致黑色素变少的根本原因。而黑芝麻可以促使酪氨酸酶表达，合成更多黑色素，也就能让头发变得乌黑。

除了乌发润肤，黑芝麻对于年老体衰引起的耳鸣耳聋现象，也能很好地缓解。因为耳聋耳鸣如果不是由于剧烈的震动引起外伤，那么大多数情况下，内因是肝火上扰，耳窍失养，再加上外邪侵袭引起的。所以可以通过平肝益气、补肾益精的办法来缓解。而黑芝麻能够滋养肾精，还能补养肝气，也就能够缓解耳鸣耳聋症状了。

综上所述，对于中老年人或者少白头人群来说，黑芝麻都是不错的选择。大家不妨吃点芝麻糊、芝麻露等，平时煮粥做菜也可以撒点黑芝麻做点缀。

## ⊙ 我的食疗菜谱：

### 1. 芝麻核桃粥

**材料**：黑芝麻50克，核桃仁100克，粳米100克

**做法**：（1）准备材料：把核桃仁和黑芝麻一起放在案板上碾碎。粳米浸泡15分钟。

（2）锅中加水，放入粳米和芝麻核桃碎，一起煮成粥即可。

**功效**：补肝肾，润五脏，主治头晕目眩，须发早白，体倦乏力，面色少华等症状。

**说明**：容易拉肚子、肠胃不适的人群不宜大量食用。

### 2. 芝麻杏仁蜜

**材料**：黑芝麻500克，甜杏仁100克，白糖、蜂蜜各100克

**做法**：（1）准备材料：把黑芝麻放在炒锅中炒香，然后研成末。甜杏仁捣碎；

（2）把黑芝麻、杏仁、白糖和蜂蜜混合搅匀，一起放入瓷碗中；

（3）把瓷碗放入蒸锅，隔水蒸2小时后关火冷却。

**功效**：补肝益肾、润肺止咳，主治肝肾阴血亏虚，虚风眩晕，须发早白、支气管哮喘等症状。

**说明**：食用的时候每次2～4匙，用温开水冲服。

## 4. 滋润皮肤和毛发，此物养肺又补血

虽然很多人都知道"熊掌"是山珍海味，但我们大多数人都没有尝过熊掌。其实，我们日常生活中，有一种东西的营养价值和形状与熊掌都差不多，那就是猪蹄。

营养学家们测定的结果显示，每100克猪蹄中，含有蛋白质15.8克，脂肪26.3克，糖类1.7克。另外，猪蹄中还含有一定量的钙、磷、铁、维生素A、维生素B、维生素C等营养物质，特别是猪蹄中的蛋白质，水解后所产生的半胱氨酸、精氨酸等11种氨基酸之含量，都跟熊掌不相上下。所以，吃不到熊掌不要紧，猪蹄是它的良好替代品。

啃猪蹄的姿态虽然不太雅观，但我相信，当大家了解到猪蹄的好处以

后，很多女性朋友恐怕会不顾形象爱上啃猪蹄了。因为，不管啃猪蹄能不能补充传说中的胶原蛋白，它对于皮肤都有很好的滋润作用。

在中医典籍中，关于猪蹄滋润皮肤的功效多有记载，比如，《食疗本草》说"猪蹄，煮汁服，下乳汁，解百药毒，滑肌肤，去寒热。"清代王士雄在《随息居饮食谱》中说猪蹄能"填肾精而健腰脚，滋胃液以滑皮肤，长肌肉可愈漏疡，助血脉能充乳汁"。汉代名医张仲景还有一个"猪肤方"，他就指出猪蹄上的皮有"和血脉，润肌肤"的作用。

猪蹄之所以能"滑肌肤"，根本原因在于可以补益精血，有充足的精血濡养皮肤，自然会让皮肤更光滑，让我们气色更好。

另外，正因为猪蹄可以大补气血，所以，对于肾精虚损、腰酸腿软、驼背、步态蹒跚等年老之后出现的症状，就可以起到很好的缓解作用，让中老年人双脚有力、腰腿健康。

## ⊙我的食疗菜谱：

### 1. 花生大枣猪蹄汤

**材料**：猪蹄2只，带皮花生米100克，大枣20枚，葱、姜、料酒、盐适量

**做法**：（1）准备材料：把花生米和大枣洗干净，用清水浸泡一会儿。葱、姜切片。

（2）猪蹄去毛后清洗干净，斩成大块，焯水后，冲净浮沫。

（3）砂锅加水，水将开时放入猪蹄和花生、红枣、葱片、姜片、料酒，大火烧开，撇出浮沫。

（4）转小火，炖煮两三小时，加盐调味即可。

**功效**：补气养血，美容除皱，适合秋冬季节作为日常滋补汤品食用。

**说明**：猪蹄较为滋腻，舌苔厚腻、冠心病、高血压、糖尿病者不宜多吃。

### 2. 猪蹄皮冻

**材料**：新鲜猪蹄1只，红枣5粒，枸杞子10粒，小葱、盐、鸡精适量

**做法**：（1）准备材料：把猪蹄清洗干净，先用开水烫一下，捞出沥干。小葱切末。

（2）锅中加水，放入猪蹄、红枣和枸杞子，大火烧开后，小火慢炖1小时。

（3）待到汤变黄色后，加入盐、鸡精、葱末调味，盛出一部分汤，可以趁热喝掉。

（4）把猪蹄捞出来，剔去骨头，皮和肉重新放回锅里，跟剩下的汤一起煮。

（5）略煮片刻后，把汤和肉都盛出来放入盘子里，晾凉后包上保鲜膜，放入冰箱冷冻层，冻15分钟左右即可切成小块食用。

**功效**：红枣养气补血，猪蹄滋润皮肤，二者做成的皮冻，可以美容护肤，带来好气色。

**说明**：猪蹄脂肪含量较高，性质滋腻，所以身体肥胖的痰湿体质者不宜多吃。

## 5. 心脑血管不衰老，秘诀就在海里找

一提起三文鱼，不少老人的反应就是"生鱼片啊，日本料理，我不爱吃"，我遇到过很多次了。当我跟这些老人讲"三文鱼营养丰富，有助于保

护心脑血管,您可以考虑吃一些"的时候,他们的回应就是这样。

的确,好像我们的传统食物里并没有三文鱼,通常我们也只会在日本餐厅吃到它。但这不是我们抗拒三文鱼的理由,而且它也不是只能生吃,我们完全可以烹饪加工做熟以后再吃。当然,最好不要过度加工,以免损失太多营养成分。

之所以我会向老人推荐三文鱼,是因为它含有丰富的不饱和脂肪酸,能有效降低血脂和血胆固醇,还可以防治心血管疾病,更能增强脑功能、防止老年痴呆和预防视力减退,这对身体功能日益衰退的老人来说,简直是福音。

作为一种水中珍品,三文鱼的营养丰富那是肯定的,它含有非常丰富的优质蛋白质,有利于保护血管弹性。除了蛋白质,它还含有维生素A、维生素B、维生素E,以及锌、硒、铜、锰等矿物质。

对老年人有重要意义的是,由于三文鱼中的不饱和脂肪酸含量丰富,所以能够有效降低血胆固醇和血脂,保护心脑血管。

尤其是其中的Ω-3脂肪酸,是大脑、视网膜以及神经系统必不可少的物质,可以增强大脑功能、预防视力减退和防治老年痴呆,而且可以有效预防中风。

另外,三文鱼中还含有著名的DHA,这种物质被誉为大脑的保护神,所以,对于治疗和预防帕金森病,三文鱼也能帮上忙。

既能降脂又能护脑,既能预防中风又能预防失智,再加上营养丰富好消化,综合种种因素,三文鱼就这样成为中老年人的理想食物,大家条件允许的话不妨吃一点。

## ⊙我的食疗菜谱:

### 1. 清蒸三文鱼

**材料**:三文鱼100克,芦笋两根,柠檬半个,红酒、盐适量

**做法**:(1)准备材料:三文鱼清洗干净,柠檬挤汁浇在三文鱼上,然后加入红酒腌10分钟,芦笋摘洗干净。

（2）锅中加水，烧开后放盐，然后放入芦笋，水开后煮2分钟，捞出过冷水。

（3）蒸锅加水，烧开后把腌好的三文鱼放入蒸屉，隔水蒸8分钟。

（4）把蒸好的三文鱼装盘，撒上盐和黑胡椒，摆上芦笋，在芦笋上浇上酱汁即可。

**功效**：强身健脑，增强免疫力，可以治疗消瘦、水肿、消化不良等症。

**说明**：很多人不习惯生吃三文鱼，那么大家最好选择清蒸，可以最大程度地保存营养成分。只需把鱼做成八成熟即可。过敏体质、痛风、高血压患者慎食，孕妇忌食。

### ❷ 香煎三文鱼

**材料**：三文鱼100克，柠檬小半个，黑胡椒碎、橄榄油、盐适量

**做法**：（1）准备材料：三文鱼洗干净，切大块或大片，放入盘中，加上盐、黑胡椒、柠檬汁腌制片刻。

（2）平底锅中倒入适量橄榄油，放入三文鱼，用中小火略煎即可。

**功效**：三文鱼和柠檬可以促进营养吸收，健脑益智、补虚劳、健脾胃。

**说明**：不需要过度加工，煎的时候，先煎黄一面，再翻面煎另一面。

## 6. 呵护男性性功能，吃它补锌很重要

我对牡蛎的最初印象，源于一篇名叫《我的叔叔于勒》的课文，里面讲到

作者全家有一天旅行时,见到一个酷似自己阔叔叔于勒的穷人在卖牡蛎,刚看到的时候我还不知道什么是牡蛎,后来才知道,它其实就是我们所说的"蚝"。

海鲜的营养大都很丰富,牡蛎也不例外。《本草纲目》记载:牡蛎肉"多食之,能细活皮肤,补肾壮阳,并能治虚,解丹毒",这是一种鲜美的食物,也是一种可以滋阴、补血、激发情欲、治疗虚劳虚损病症的药物,特别适合那些阴虚、血亏、气血不足的人食用。

营养学也肯定了牡蛎滋补强壮的作用,它含有丰富的氨基酸、肝糖原、B族维生素、牛磺酸和钙、磷、铁、锌等营养成分,经常吃可以提高机体免疫力。

对男性来说,牡蛎的特殊意义在于,它可以呵护男性的生殖系统。因为牡蛎的锌含量非常高,每100克的牡蛎,锌含量高达100毫克,男性每天吃两三个牡蛎,就可以满足身体全天对锌的需求量。

而锌这种物质,对男性生殖系统至关重要,它可以促进激素的分泌。性功能下降、阳痿、前列腺肿大、性器官发育不全等男性疾病,很多时候都是因为缺乏锌。

再加上,牡蛎体内含有大量制造精子所不可缺少的精氨酸,所以,吃一些牡蛎,有助于提高男性的性功能。难怪西方文化里传说"爱神把情欲送给了生蚝"。用中医的说法,这是"收敛固涩",所以牡蛎可以用来治疗虚汗、带下、遗精。

当然,除了呵护男性生殖系统以外,牡蛎中丰富的牛磺酸还有保肝利胆的作用,牡蛎同时也可以很好地补钙,因为它的钙、磷含量都很丰富,有利于钙的吸收;牡蛎还含有很多食物中都没有的维生素$B_{12}$,这让它有了活跃造血功能的功效。

这种种功效,可能让很多人对牡蛎跃跃欲试了吧?原则上,牡蛎是可以生吃的,但可能会面临细菌、病毒、寄生虫问题,所以我更建议略微烹饪过后再吃。但不管你打算怎么吃,一定要挑选新鲜的。

### ⊙我的食疗菜谱：

**1. 牡蛎豆腐汤**

**材料**：新鲜牡蛎200克，豆腐200克，葱、蒜、淀粉、盐、鸡精适量

**做法**：（1）准备材料：先把牡蛎肉挑出来洗干净，切成薄片。蒜切片，葱、姜切丝，豆腐切成小方块。

（2）炒锅中加油，先放入蒜片炒香，然后加水烧开；

（3）水开后，加入豆腐丁、盐，再次烧开后放入牡蛎肉、葱丝、姜丝，用湿淀粉勾稀芡，加入味精即可。

**功效**：补充优质蛋白，强身健体、清热解毒、滋润肌肤，保护心血管。

**说明**：豆腐最好选择北豆腐，质地更加坚实一些。

**2. 鲜炒生蚝**

**材料**：生蚝500克，葱、姜、生抽、蚝油、黄酒、盐适量

**做法**：（1）准备材料：葱拍扁切段，姜切片，把生蚝清洗干净。

（2）锅中加水，烧开后放入生蚝，烫熟后捞起，用厨房纸吸去水分。

（3）炒锅中放油，放入姜片和葱白爆香，然后放入生蚝小心翻炒片刻。

（4）加入一点点水和生抽、蚝油、黄酒、盐，翻炒均匀即可出锅。

**功效**：平肝潜阳、镇惊安神、护脑健脑、控制血压，还可以很好地补锌。

**说明**：为保鲜嫩，余烫生蚝的时间不需要太久，看到汤水变白闻到腥味即可。

## 7. 强健筋骨巧补钙，老人小孩都需要

虽然中医认为牛奶味甘性平、有补虚损、益肺胃、生津润肠的功效，可以用于久病体虚、气血不足、营养不良以及一些肠胃疾病的治疗，但是长期以来，我们中国人一直没有每天喝牛奶的习惯，直到近现代，西方流行的这种做法才传进来。

然而很快人们就发现了一个大问题，很多中国人都有乳糖不耐受症，喝了牛奶以后，会出现腹胀、腹痛、腹鸣，甚至拉肚子的现象。如果你真的有乳糖不耐受症，可以试试少量多次，每次少喝一点牛奶，一般150毫升以下牛奶大家都是可以接受的。而且，不要空腹喝牛奶，可能会减轻不耐受的症状。当然，如果你对牛奶过敏，那就真的没办法了。

之所以很多人乳糖不耐受我们还提倡大家喝牛奶，当然是因为牛奶营养丰富，对身体有好处。虽然肯定比不上母乳，但牛乳的营养也不差，既然被誉为"白色血液"，可想而知它和身体是多么和谐。

根据营养学家的研究，牛奶是我们日常食物中补钙能力最强的。每250克牛奶中，就有250毫克以上的钙，而且牛奶中还有丰富的钾和镁，可以帮助身体吸收钙。我们大家熟知的大骨头汤补钙，其实不那么靠谱，骨头汤里的钙含量微乎其微。至于虾皮含钙高倒是真的，但谁也不会把虾皮当主食

吃，所以数量上达不到。而牛奶补钙，效果是相当好的，所以正在生长发育期的儿童和需要预防骨质疏松的老人，不妨坚持喝点牛奶。

除了强壮筋骨补钙以外，牛奶中丰富的营养物质，让它拥有很多食疗效果，比如，酪氨酸能促进血清素大量增长，乳清对黑色素有消除作用，铁、铜和卵磷脂能有效提高大脑的工作效率，镁能使心脏耐疲劳，锌能使伤口更快愈合，钾可以降低中风风险，维生素$B_2$可以促进皮肤的新陈代谢并且保护视力，钙、维生素、乳铁蛋白和共轭亚油酸等多种抗癌因子，还可以防癌抗癌……不管男女老少，你总能找到一个理由喝牛奶。

## ⊙我的食疗菜谱：

### 1. 牛奶粥

**材料**：鲜牛奶250毫升，粳米60克，白糖适量

**做法**：（1）准备材料：先把粳米淘洗干净，用清水浸泡15分钟。

（2）锅中加水，放入粳米，大火烧开后转小火熬煮。

（3）煮成粳米将熟时，舀起米汤盛出，加入牛奶，小火煮一会儿，放入白糖，搅拌均匀即可。

**功效**：补虚损，健脾胃，润五脏，尤其适合气血不足、虚弱劳损、病后虚羸、年老体弱、营养不良等人群服用。

**说明**：可以一早一晚趁温热喝，适合长期食用。牛奶不宜煮太久，以免破坏营养。

### 2. 红豆牛奶西米露

**材料**：牛奶250毫升，西米100克，蜜红豆150克

**做法**：（1）准备材料：把小西米洗干净，放入开水锅中煮，慢慢搅拌，等到西米变得透明、中间还有小白芯时关火，盖上盖子焖10分钟。

（2）然后把西米倒入凉水中过凉，以保持充满弹性的口感。

（3）把沥干水分的西米倒入牛奶中，冷藏半小时，然后浇上蜜红豆即可。

**功效：** 补气血、健脾胃，适用于过劳体虚、气血不足等症，是一道健康美味的甜品。

**说明：** 脾胃虚寒、忌食生冷者，也可以不冷藏，直接食用。

##  8. 滋养女性内分泌，最懂女人就是它

如果说牛奶是西方人的传统饮品，那么豆浆就是我们中国人的传统饮品，而且我们这种饮品的营养，不比牛奶逊色。对女性和老人来说，豆浆更是非常有益的。

作为豆制品，其实不仅仅是豆浆，豆类都有类似的功效。豆类的营养价值非常高，我们的传统饮食讲究"五谷宜为养，失豆则不良"，民间自古都有"每天吃豆三钱，何需服药连年"的谚语，这都是在强调豆类及豆制品在强身健体、抵抗疾病方面的功效。

具体到豆浆身上，中医学认为豆浆味甘性平，有健脾养胃、补虚润燥、清肺化痰、通淋利尿、润肤美容的功效，可以作为痰火咳喘、便秘淋浊等症状的食疗用品。

在营养学家眼里，他们发现，豆浆不仅蛋白质含量高、质量好，是最好的植物蛋白，而且还可以帮助女性延缓衰老，改善更年期综合征。

这是因为，豆浆等豆制品里含有丰富的异黄酮类物质，这种物质具有弱雌激素的活性。更年期女性由于体内的雌激素水平大幅下降，所以会出现皮肤弹性变差、骨骼中的钙流失加速、心跳潮红、情绪烦躁等各种更年期综合征的症状。而豆浆中的大豆异黄酮、雌激素、维生素E以及大脑和肝脏所必需的磷脂，这些成分综合作用起来，可以调节女性的内分泌状况，弥补雌激素水平下降带来的麻烦。

当然，这肯定不是喝一杯豆浆所能解决的，需要大家长期坚持饮用。不过，中医学认为黄豆性寒，所以豆浆也是有一定寒性的，假如你有胃寒、脾虚证状，容易消化不良、腹胀、腹泻，那么喝豆浆的时候，可以根据食物的性味，用黄豆加上一些温热的食物，比如，红枣、枸杞子、黑芝麻、核桃、花生、杏仁等，一起打成豆浆，这样就可以取得平衡，让豆浆更好地滋养我们的身体。

## ⊙我的食疗菜谱：

### 1. 红枣莲子豆浆

**材料**：黄豆50克，红枣20克，莲子肉15克，白糖50克

**做法**：（1）准备材料：黄豆洗干净，根据季节和温度提前浸泡6～12小时。莲子肉泡至发软，红枣泡软后去核。

（2）把黄豆、红枣、莲子肉一起放入豆浆机，加入适量水，按照豆浆机的要求操作。

（3）豆浆煮熟后，再用豆浆滤网过滤，趁热加入白糖调味，搅拌均匀即可。

**功效**：滋阴益气、养血安神、补脾胃、清热解毒，特别适合女性经常饮用。

**说明**：如果想要清热去火，莲子可以不去芯，但一定要记得把红枣去核。

### 2. 豆浆冰糖黑芝麻米粥

**材料：** 黄豆85克，粳米50克，冰糖50克，黑芝麻适量

**做法：**（1）先把黄豆洗干净，按照豆浆机操作要求打成豆浆。

（2）粳米淘洗干净，浸泡15分钟后，和黄豆浆、冰糖一起放入锅中，小火熬煮至黏稠关火。

（3）出锅后盛入碗中，撒上黑芝麻即可。

**功效：** 养颜润肺，乌发润发，有效缓解体虚乏力状况。

**说明：** 一定要用小火慢慢熬煮，并且经常搅拌，以免糊锅。

## 9. 眼睛疲劳别着急，吃对水果最养眼

蓝莓这种紫黑色的水果，进入国人视野的时间并不算长，然而由于其强大的药用价值和营养保健功效，尽管难于保存而且价格不菲，还是受到了很多人的喜爱。

作为国际粮农组织列出的人类五大健康食品之一，蓝莓的营养非常丰富，除了普通水果都有的糖、酸和维生素C以外，还富含维生素E、维生素A、B族维生素、超氧化物歧化酶（SOD）、熊果苷、蛋白质、花青苷、食用纤维以及丰富的钾、铁、锌、钙等矿质元素。

维生素和很多矿物质大家都比较熟悉了，我们暂且不讲，只说蓝莓中一些特殊的营养成分。蓝莓中有丰富的有机酸，比如，枸橼酸、熊果苷、奎宁酸和苹果酸，其中熊果苷抗肿瘤的功效非常突出；而酚酸这种酚类物质，抗

氧化作用非常强大；超氧化物歧化酶（SOD）是一种非常重要的自由基清除剂，对于抗衰老意义重大；而蓝莓中的紫檀芪，有良好的抗氧化、抗癌、消炎、控制血糖等功效。

其他营养成分有多丰富，这里我们不多讲，单说它对视力的卓越功效，这主要归功于花青素。蓝莓之所以呈现出紫得发黑的颜色，就是因为花青素含量极高，而且种类非常丰富，蓝莓果子中的花青素成分有十多种。

花青素这种物质，是一种非常重要的植物水溶性色素，大家别以为它是颜料，其实它是一种纯天然的抗衰老物质，而且是目前为止人类发现的最有效的抗氧化生物活性剂，现在大家知道花青素有多重要了吧？

花青素除了抗氧化、防衰老，还对眼睛有很好的保护作用。不管是近视还是眼睛疲劳，不管是视力模糊、怕光，还是干眼症、泪眼症，不管是中年视力减退，还是老花眼、老年性黄斑，不管是晶状体浑浊，还是白内障，蓝莓都有较好的食疗作用，因为蓝莓中丰富的花青素可以促进视网膜细胞中视紫质的生成，所以对视力和视网膜的保护都大有裨益。

## ⊙我的食疗菜谱：

### 1. 蓝莓果酱

**材料**：新鲜蓝莓600克，柠檬半个，白砂糖50克

**做法**：（1）准备材料：先把蓝莓洗干净，放在碗中用勺子压碎。柠檬挤出汁。

（2）锅中加一点水，放入蓝莓和柠檬汁，用中火煮开后转小火，放入白砂糖继续熬煮。

（3）待到白砂糖完全融化，酱汁呈浓稠状即可关火。

**功效**：缓解眼睛疲劳、视力模糊、怕光、干眼等症状，改善视力。

**说明**：熬煮糖液的过程中要不断搅拌，以免糊锅。白砂糖也可以换作蜂蜜。

### 2. 蓝莓山药

**材料**：山药1根，蓝莓果酱100克，冰糖50克，淡奶油100毫升，盐适量

**做法**：（1）准备材料：先把山药去皮，洗干净，然后放在蒸锅中煮熟后取出，稍微冷却一会儿。

（2）把山药放入容器，用勺子将其碾压成细腻的山药泥。

（3）如果有兴趣，还可以用裱花袋把山药泥做成各种漂亮的造型。

（4）做完造型后，把山药装盘，浇上蓝莓果酱即可。

**功效**：健脾益胃助消化、益肺止咳、滋肾养生，对眼睛和心血管都有很好的保护作用。

**说明**：给山药削皮的时候最好戴上手套，以免其汁液让手部皮肤过敏发痒。蓝莓有通利便利的功效，腹泻患者不宜食用，且糖尿病患者不宜食用。

# 10. 养护咽喉呼吸道，适当吃它有奇效

多年之前，我听到一位来自香港的女士一口一个"士多啤梨"有多好时，压根不知道她说的是什么东西，但能听出来是一种食物，非常高大上的样子。很久以后的某一天，当我知道原来那就是"草莓"（strawberry）的音译时，心情是相当复杂的。

不过话说回来，草莓的确是一种非常好的水果。营养很丰富，维生素C、维生素A、维生素E、烟酸、维生素$B_1$、维生素$B_2$、胡萝卜素、鞣酸、天冬氨酸、铜、草莓胺、果胶、纤维素、叶酸、铁、钙、鞣花酸与花青素等，让人眼花缭乱。

而且，这些营养物质的含量还很高，比如，维生素C含量比苹果、葡萄都高7~10倍；苹果酸、柠檬酸、维生素$B_1$、维生素$B_2$以及胡萝卜素、钙、磷、铁的含量也比苹果、梨、葡萄高3~4倍。所以，说它营养丰富绝对是有依据的。

这些丰富的营养素除了为我们提供营养以外，还有各种食疗作用。比如，丰富的胡萝卜素与维生素A，可以明目养肝，缓解夜盲症；丰富的膳食纤维可以改善便秘，预防痤疮；鞣酸可以吸附和阻止致癌化学物质的吸收，有防癌功效；天冬氨酸可以帮助身体清除重金属离子……但这里我着重想要讲的是它对咽喉和呼吸道的保护作用。

由于草莓味甘、酸，性凉，所以有润肺生津、健脾、消暑、解热、利尿、止渴的功效，可以用来治疗风热咳嗽、口舌糜烂、咽喉肿痛、声音嘶哑等症状。因此，草莓成熟的季节，大家也不妨挑选自然成熟的草莓吃一些，尤其是素来有呼吸道疾病的人，可以适当吃些草莓润泽咽喉。

## ⊙我的食疗菜谱：

**1. 草莓果蔬沙拉**

**材料**：草莓200克，苹果1个，香梨1个，黄瓜1根，生菜1棵，白醋、蜂蜜、沙拉酱适量

**做法**：（1）准备材料：把所有果蔬全部洗干净，草莓用盐水浸泡15分钟，苹果和香梨切丁，生菜撕成小块，黄瓜切成丝。

（2）把生菜铺在碗底，黄瓜放在生菜上，然后放苹果、梨丁，放入白醋，最后放草莓。

（3）放完果蔬后，淋上蜂蜜，用沙拉酱拌匀即可。

**功效：** 营养丰富，清热解暑，可以缓解齿龈出血、口舌生疮、小便少、色黄等症状。

**说明：** 买草莓时一定不能买畸形草莓、空心草莓。

### 2. 草莓麦片

**材料：** 草莓5个，生麦片50克，蜂蜜适量

**做法：**（1）准备材料：把草莓去蒂后清洗干净，然后用勺子压碎，再加入适量蜂蜜混合均匀。

（2）锅中加水，烧开后放入麦片，煮2～3分钟，放入草莓碎，搅拌均匀即可。

**功效：** 营养丰富，缓解干咳无痰、烦热干咳、咽喉肿痛、声音嘶哑等症状。

**说明：** 由于草莓可以去火、解暑、清热，而春季人的肝火往往比较旺盛，可以适当多吃点草莓。

# 后记

## 发挥药食同源的力量

洋洋洒洒写了十多万字，依然觉得意犹未尽。

每次在给大家用药的时候，我总是希望药方上的字越少越好。但是每次给大家讲食疗知识时，就觉得应该多多益善，总也收不住。因为世间万物都是一把双刃剑，虎狼之药效果虽快，可是对身体的扰乱同样也强。但食物就不会，它润物细无声地滋养我们，非常平和，而且非常有效。

我给大家讲了那么多食材，不厌其烦地讲述其中每一种的功效，根本目的在于想引起大家对食材的重视、对一日三餐的重视、对食物搭配的重视。如果我们能够把每天必须做的事情——吃饭，变成对疾病的治疗，变成对生命的修行，这不是太好了吗？

中医一向讲究医食同源，食材和药材一样，都在成千上万年的历史中，适应了一方水土，找到了属于自己的特性。我们要做的，就是利用这些特性为我们服务。当我们体内的阳气少了，就用阳气大的物质来补养；我们体内缺少阴液了，就找阴气重的物质滋阴。不管是药物，还是食物，都是同样道理。区别仅仅在于"气"的强弱。强的为药，弱的为食。

有人觉得，食材的疗效太慢，确实，大部分食材不像生姜一样，它们见效慢，但是药效坚实而长久，并且让人安心。那种属于食物的平和之气一点点地渗入脏腑，滋养五脏，不知不觉中，为你养出正气来。

我们为养生所做的一切努力，归根到底可以总结为一句话：正气内存，邪不可干。

要知道，药物的功用在于祛邪。而食物，主要是扶正。它们所养出的这种正气，你可以称之为免疫力，这才是身体健康的根本保证。

这么多年来，我见过太多患者得了不该得的病，见过太多人死伤于无知。所以，用食物来养病、治未病的观念，再怎么强调都不为过。

每一天、每一顿饭，你吃了什么、没吃什么，身体或多或少都会有反应。日积月累，你的身体已经被食物重塑。用句时髦的话来说就是，you are what you eat.

除了选择食物，还要注重烹调方式。这也是为什么我要花费大量的篇幅为大家放上食谱。按说，哪家做饭的人没有自己的一套烹饪方式呢，而且很多都是大厨级别，用得着我这个医生来教？但实际上，可能还真的需要，因为，你懂得怎样吃更美味，我懂得怎样吃更健康。

我们烹饪食物，并不仅仅是为了把它做熟，或者把它做得更好吃。而是要让食物在水与火，也就是阴与阳的洗礼中，在与其他食物，比如葱、姜、蒜的性味调和中，变得对我们的身体更加有益。所以，同一种食物，用哪种烹饪方式，和哪些食物一起吃，对身体起到的食疗作用差别很大。

这些道理，我相信你一定能够领会，并且会带着敬畏之心来对待你的饮食。

纸短言长，想要叮嘱的话不可能说完。我只能祝福聪明的你举一反三，在小食材中发现一片大天地。

养心是养生最高境界,把心调好病不找

# 百病皆由心生,
# 心药一解病自消!

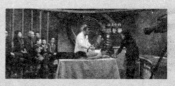

董峰医师在CCTV-4《中华医药》节目录制现场
该节目收视率在国内养生保健类节目中位居前列

★ 彭丽媛私人保健医师
★ CCTV-4《中华医药》特邀专家

**五步调心法创始人董峰** 继《养心》之后推出进阶新作

★ 全国百家权威媒体重磅报道!
中央电视台、人民网、新华网、新浪网、腾讯网、
《解放军报》《中国中医药报》《科技日报》……

★ 齐秦、齐豫、戴军、谢安琪、廖昌永、
阎维文、克里木、杨九红、李丹阳 鼎力推荐!

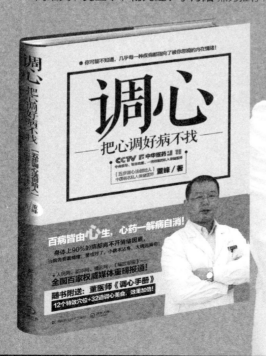

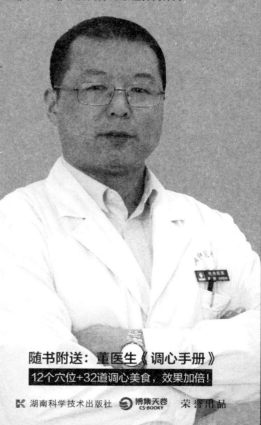

随书附送:董医生《调心手册》
12个穴位+32道调心美食,效果加倍!

湖南科学技术出版社　博集天卷 荣誉出品